ullstein

Das Buch

Jaddo ist eine passionierte Ärztin. Konfrontiert mit den Tücken eines oft absurden Berufsalltags, fragte sie sich aber schon so manches Mal, was sie da eigentlich tut. In kurzen, pointierten Geschichten erzählt die junge Medizinerin jetzt von ihren schrägen Erlebnissen – und nimmt dabei kein Blatt vor den Mund. Sie schildert ihren alltäglichen Kampf mit Hypochondern, störrischen Greisen und überbesorgten Eltern. Berichtet freimütig von der eigenen Ohnmacht angesichts hoffnungsloser Fälle und ihrer Angst, eines Tages, natürlich aus Versehen, einen Patienten zu töten. Und sie empört sich über Kollegen, für die Patienten manchmal nicht mehr sind als ein Stück Fleisch. Ein ebenso unterhaltsamer wie eindrucksvoller Einblick in die Welt der Medizin.

Die Autorin

Jaddo ist das Pseudonym einer jungen Allgemeinmedizinerin aus Frankreich. Sie ist Anfang 30 und arbeitet seit über zwölf Jahren in französischen Krankenhäusern und Arztpraxen. 2007 gründete sie ihren Blog www.jaddo.fr, eine Abkürzung, die für *Juste après dresseuse d'ours* – zu Deutsch *Gleich nach Bärenbändigerin* – steht. Ihr Buch erschien im Oktober 2011 in Frankreich und stand dort monatelang auf der Bestsellerliste.

Jaddo

Blutige Anfänger

Eine junge Ärztin packt aus

Mit einem Nachwort
von Martin Winckler

Aus dem Französischen
von Elisabeth Liebl

Ullstein

Besuchen Sie uns im Internet:
www.ullstein-taschenbuch.de

MIX
Papier aus verantwortungsvollen Quellen
FSC® C006701
FSC
www.fsc.org

Deutsche Erstausgabe im Ullstein Taschenbuch
1. Auflage August 2012
3. Auflage 2012

Titel der französischen Originalausgabe: Juste après dresseuse d'ours
Umschlaggestaltung: Zero Werbeagentur, München
Titelabbildung: © Getty Images/Peter Dazeley
Abbildung auf S. 188: © www.ilizarov.org
Satz: KompetenzCenter, Mönchengladbach
Gesetzt aus der Berkeley Oldstyle
Papier: Pamo Super von Arctic Paper Mochenwangen GmbH
Druck und Bindearbeiten: CPI – Ebner & Spiegel, Ulm
Printed in Germany
ISBN 978-3-548-37466-6

Für Juliette

Warum ich Ärztin geworden bin

Bevor ich beschloss, Ärztin zu werden, wollte ich Bären bändigen. Komisch, dass ich mich noch so genau an den Tag erinnere, an dem ich meinen Berufswunsch fasste. Ich muss zwischen sechs und acht Jahre alt gewesen sein, als mich die Erkenntnis eines Morgens im Badezimmer überkam.

Ich war noch nicht so richtig wach, und die Sonne blendete mich. Aber dann stellte ich fest, dass mich die Sonne nicht mehr blendete, wenn ich ein Auge zukniff – nur *ein* Auge, wohlgemerkt.

Und das war also, ganz wortwörtlich, meine Erleuchtung.

Denn es konnte nicht mein Auge sein, das geblendet wurde. Es musste etwas dahinter geben, quasi die Summe meiner beiden Augen. Ich stellte fest: Nicht mein Auge wird geblendet, sondern die Summe meiner Augen. Meine Sicht setzt sich aus zwei Teilen zusammen, meine Augen kreuzen sich irgendwo weiter hinten in meinem Kopf, wo dann erst ein vollständiges Bild entsteht. Und genau dort werde ich geblendet. Wow … MEINE AUGEN TREFFEN SICH IRGENDWO IN MEINEM KOPF!!!

Wenn man mit sieben Jahren entdeckt, dass sich seine Augen irgendwo im Kopf überkreuzen, ist das ein Schock. Deswegen wollte ich es genauer wissen. Ich beschloss, Neurochirurgin zu werden.

Später erfuhr ich, dass man nicht unbedingt Chirurg werden musste, um herauszufinden, was im Kopf passiert. Und so beschloss ich, einfach nur Neurologin zu werden.

Noch später erfuhr ich, dass man gar nicht genau weiß, was im Kopf alles vor sich geht. Da beschloss ich, erst einmal Medizin zu studieren.

Und noch viel, viel später – zu diesem Zeitpunkt hatte ich schon so manche enttäuschende Erfahrung in der Klinik hinter mir – lernte ich zwei Hausärzte kennen, die Medizin so betrieben, wie ich es mir immer vorgestellt hatte, und das mit echter Leidenschaft. Und siehe da, ich hatte eine neue Eingebung: Ich würde Allgemeinmedizinerin werden.

Bis heute habe ich diese Entscheidung nicht bereut.

Patient: »Seit ich beim Arzt war, tut mir ständig der rechte Arm weh. Er hat mir irgendwelche Medikamente in einer viereckigen Schachtel verschrieben.«

Gut, wenn auch nachts jemand da ist …

Ach ja, der Bereitschaftsdienst …

Die Uhr, das Wartezimmer, Patienten, Patienten, Patienten. Der Piepser. Telefon, Radio, Stethoskop, wieder die Uhr, Skalpell, Patienten, Wundnaht-Kit, Patienten, die Uhr und so weiter.

Drama, Dreck und Langeweile, Wunder und Wunden und natürlich allerlei absurde Szenen.

Ängstliche, Überängstliche, Unterängstliche. Besorgte Mütter, verschüchterte Kinder, Miesepeter und sympathische Hysteriker.

Jeder ist anders. Alle sind gleich.

Aber um drei Uhr morgens, nach siebzehn Stunden Dienst, neigen Geduld und Sanftmut leider dazu, sich zu verflüchtigen. Dann betet man nur noch, dass man nicht sagt, was einem auf der Zunge liegt. Zumindest nicht in dieser Nacht …

Zum Beispiel dem Mann, der verlangt, dass man sein Knie röntgt. Um 22 Uhr 30. Es quält ihn nämlich schon seit zwei Wochen, und er hat auch die Überweisung von seinem Hausarzt dabei. Morgen Nachmittag hätte er einen Termin in der Innenstadt. Darauf angesprochen, baut er sich in seiner vollen Größe vor Ihnen auf und schleudert Ihnen ins Gesicht: »Morgen Nachmittag? Da arbeite ich, Madame!«

(Ach echt? Und ich laufe morgen Nachmittag nackt durch Wald und Wiese und zupfe Klee.)

Oder dem jungen Burschen mit dem Hakenkreuz auf dem Schulterblatt. Ich wollte ihm gerade den Unterkiefer zusammenflicken, als er mir auf den Kittel kotzt, absichtlich. Dann legt er los: Es wäre besser für mich, ihn auf der Stelle gehen zu lassen, denn heute sei definitiv nicht der Tag, an dem man ihn verarschen könne. Außerdem sei das hier ja noch immer eine Demokratie, und er habe freie Arztwahl, und von so einer Tussi würde er sich schon gar nicht …

(Ruhig, Brauner. Wir verstehen uns doch. Ich lege nämlich auch überhaupt keinen Wert darauf, Arschlöcher wie dich zu verarzten.)

Und der netten älteren Dame, die nicht weiß, was sie so einnimmt, denn eigentlich kümmert sich ihre Tochter um diese Sachen. Immerhin weiß sie, dass sie jeden Morgen etwas bekommt: »Eine Tablette, Frau Doktor, weiß, aus einer grünweißen Schachtel …«

(Ach so, jetzt ist alles klar! Das sind doch die Tabletten gegen diese Krankheit mit den ganzen komischen Symptomen!)

Oder der Frau, die einen »Knoten unter der Achsel« spürt. Seit sechs Wochen. Wenn man sich dann erkundigt, weshalb sie sich ausgerechnet jetzt um halb zwei Uhr morgens untersuchen lässt, wird sie Ihnen mitteilen: »Wissen Sie, ich habe eine Freundin und die hat heute Nachmittag vermutet, das könnte Krebs sein. Da macht man sich natürlich Sorgen. Und dann kann man nicht schlafen. Sie können doch schnell mal einen Ultraschall machen, oder? Und wissen Sie, ich sitze hier schon seit einer halben Stunde. Dauert das noch lange?«

(Ja, einen Moment müssen Sie sich noch gedulden. Wir müssen schließlich noch das CT für Ihren Hirntumor einplanen.)

Allen, die sich aufregen, weil sie eine, zwei oder drei Stunden warten müssen – vor allem, wenn sie dann auch noch folgenden, immer wieder gern gehörten Satz zum Besten geben: »Und das hier soll eine Notaufnahme sein?!«

(Ja, aber kein Irrenhaus. Und deswegen halten wir jetzt alle mal still.)

Oder Patienten, die auf die Frage nach der Dauer ihrer Beschwerden erwidern: »Schon eine Weile ...«

(Gut, dann kann ich Ihnen auch gleich meine Diagnose mitteilen: Sie sind auf jeden Fall krank.)

Und dann war da noch dieser Typ, der sich weigerte, eine Computertomographie machen zu lassen, weil er unbedingt eine Magnetresonanztomographie wollte, und sein Plädoyer mit dem Satz beendet: »Der Kunde ist schließlich König, Madame!«

(Ich bin sprachlos.)

Patient: »Meine Mutter vergisst alles.
Sie hat die Eisenhower-Krankheit!«

Die ganz normale Feigheit

Er ist noch jung, vielleicht sechzig oder fünfundsechzig Jahre. Ich weiß nicht genau, warum er hier ist. Ein Schlaganfall?

Er liegt im berühmten »Durchgangszimmer«. Das ist der Flur, auf dem Patienten liegen, denen es zu schlechtgeht, um sie nach Hause zu schicken, aber nicht schlecht genug für die Intensivstation. Fälle, die nicht sofort abzuklären sind und die deswegen nicht so schnell auf die richtige Station verlegt werden können. Das »Durchgangszimmer« hat genau acht Plätze. Wenn es zu Beginn des Bereitschaftsdienstes voll belegt ist, weiß man sofort, dass man für die nette alte Dame, die »einfach nicht mehr atmen« kann, nichts tun kann. Man hängt sich vier Stunden lang ans Telefon, um in den anderen Krankenhäusern nach einem freien Platz zu fragen, und weiß, dass es eine anstrengende Nacht wird.

Der Mann ist also hier gestrandet. So ein Glückspilz.

Er schreit, schlägt um sich. Daher wird er angebunden, »immobilisiert«.

Er hört einfach nicht auf zu schreien. Es ist nur schwer zu ertragen, am liebsten würde ich mitschreien. Zwei Arten von Sätzen brüllt er in die Welt, nur zwei, immer dieselben, unaufhörlich.

Der Erste ist fast wie ein Echo. Schreiend wiederholt er, was er zuletzt gehört hat. Seine Tonhöhe steigt an, wird immer gellender, seine Stimme überschlägt sich.

»Bleiben Sie ganz ruuuuhiiiiiig! BLEIBEN SIE GANZ RUUUHIIIIG!«

Oder: »Legen Sie sich hiiiiiin! LEGEN SIE SICH HIIIIIIN!«

Irgendwie ist das sogar witzig. Man könnte sich einen kleinen Spaß erlauben, in sein Zimmer gehen, »Ätschibätsch!« rufen und die Reaktion der Krankenschwestern beobachten, wenn er diese Worte brüllt.

Das Zweite ist sein einziger eigener Satz. Er benutzt ihn vermutlich, wenn er vergessen hat, was er gerade schreien wollte: »Der Kopf ist leeeer! DER KOPF IST LEEEEEEEEER!«

Dabei entgleisen ihm seine Gesichtszüge, weil er die Augen so weit aufreißt. Leere Augen starren mich an.

Ja, es stimmt. Sein Kopf ist wirklich leer. Seit vier Tagen ist er leer. Dabei war er so voll, bis ein kleines Blutgerinnsel sich in einer Gehirnarterie festsetzte, um dort seinen Unfug zu treiben. Nun hat er Angst.

Und ich auch.

Ich frage mich: Was geschieht nur in einem Kopf, der gerade noch voll genug ist, um zu erkennen, dass er leer ist?

Vor allem aber: Was kann ich ihm sagen?

Soll ich seine Hand tätscheln und sagen: »Aber nein, mein Guter. Ihr Kopf ist gar nicht leer, kein bisschen.«

Soll ich sagen: »Schsch, ist ja gut, alles wird gut, beruhigen Sie sich.«

Oder: »Jaja, mein Lieber, nichts mehr geboten in der Birne, dumm gelaufen, was?«

Was soll ich tun?

Ich kann ihn nicht beruhigen. Sein Kopf ist leer, und vermutlich ändert sich daran nichts mehr. Auch daran nicht, dass er nach seiner Frau schlägt und sie anspuckt, wenn sie ihn besucht. Noch kommt sie jeden Tag, irgendwann wird sie wegbleiben oder nur noch einmal die Woche vorbeischauen, meist am Sonntag, man will ja eine gute Ehefrau sein.

Wir können ihm bestenfalls einen Platz in einem Pflegeheim beschaffen, wo die Pfleger und Pflegerinnen einen Seufzer ausstoßen werden, sobald sie sein Zimmer betreten müssen. Und dann zum diensthabenden Arzt gehen und ihn um ein Beruhigungsmittel bitten, weil man so schließlich nicht arbeiten kann.

Was soll ich ihm sagen? Ich habe schon daran gedacht, einfach mit ihm zu reden, ihm alles Mögliche zu erzählen, nur um seinen Kopf ein wenig zu füllen. Ihn mit Worten zu wiegen wie ein Neugeborenes. Zu erzählen, dass es regnet und dass seine Frau angerufen hat und ihn grüßen lässt, dass es schon halb zwölf Uhr ist und es bald Mittagessen gibt, heute sei es gar nicht mal so schlecht.

Das ist das Einzige, was mir dazu einfällt, nur habe ich leider genau dafür keine Zeit. Außerdem fehlt mir der Mut. Ein Notfall folgt dem anderen, der Piepser piepst ununterbrochen, ich habe nicht einmal zehn Minuten übrig. Ich weiß, dass ich höchstens dafür sorgen kann, dass er sich dreißig oder vierzig Sekunden lang entspannt, und selbst das würde er gleich wieder vergessen.

Also mache ich es wie die anderen.

Anfangs betrete ich zwei- oder dreimal das Zimmer und sage etwas, um ihn zu beruhigen. Dann werden meine Sätze immer kürzer, immer dümmlicher. Ich komme mir schon etwas blöd vor dabei. (Richtig blöd aber, wenn er anfängt, Sätze durch den Raum zu brüllen.)

Danach gehe ich nicht mehr hinein. Ich gehe an seinem Zimmer vorbei, halte den Blick auf meine Schuhe geheftet, und sage mit gepresster Stimme: »Wirklich tragisch, aber ich habe da noch ein paar Leben zu retten.«

Und wenn die Krankenschwester mich bittet, dem Mann ein Beruhigungsmittel zu verschreiben, denn schließlich könne man so nicht arbeiten, unterschreibe ich die Verordnung, und warte förmlich darauf, dass das Mittel endlich wirkt.

Ich würde gern mal wissen, wie man es schafft, sich für eine derartige Verordnung nicht zu schämen. Denn die Medikamente verschreibe ich meinetwegen, nicht um zu helfen. Für ihn tue ich nichts.

Arztbericht: »Erfreulicherweise hat die Nachsorgeuntersuchung die Bildung zahlreicher Metastasen aufgedeckt.«

Spüren Sie das?

Praktisches Jahr. Bereitschaftsdienst. Meine Aufgabe ist es, die Leute aufzunehmen, sie zu fragen, warum sie hier sind und seit wann ihre Beschwerden andauern (»Ach, so genau weiß ich das auch nicht.«). Dann trabe ich hinter den echten Medizinern her, die Diagnosen stellen und alle weiteren Untersuchungen anordnen.

Wir kommen zu einer Frau um die sechzig mit Schmerzen in der Bauchgegend. Ihre Vorgeschichte: Vor etlichen Jahren hatte sie bösartige Wucherungen an einem Organ. Ganz geheilt wurde sie nie.

Seit einigen Tagen geht es ihr nicht so gut, genauer gesagt, es geht ihr immer schlechter. Sie wollte nicht ins Krankenhaus, aber jetzt tut es wirklich zu sehr weh. Ich glaube mich zu erinnern, dass sie sich im Krankenhausbett vor Schmerzen krümmte und ihre Haut eine gelb-gräuliche Färbung zeigte, aber vielleicht bausche ich das Ganze ja auch nur im Nachhinein auf.

Da es ihr wirklich nicht so gutgeht, kommt ein richtiger Arzt mit, der sich gemeinsam mit mir die Frau ansieht. Wir wollen schließlich keine Zeit verlieren. Und nicht irgendein Mediziner, nein, es ist sogar ein Chirurg. Noch weniger Zeit zu verlieren also. Was sag ich überhaupt, richtig heißt es doch »Chiiiir-uuuurg«. Streng genommen ist er nur Assistenzarzt in der Chirurgie, aber so kleinlich wollen wir dann doch nicht sein.

»Guten Tag, Madame, ich bin der Chiiiruuuurg.«

Es folgen die Krankengeschichte, Angaben darüber, wo genau sie Schmerzen hat, seit wann und wie lange sie nicht mehr auf der Toilette war und seit wann sie abgenommen hat. Alles begleitet von einem wohlwollenden Nicken.

Indem er die Finger der einen Hand über die der anderen legt, ertastet er fachmännisch Zentimeter für Zentimeter. Er beherrscht sein Handwerk. Wie eine Maschine arbeitet er sich nach und nach voran. Seinen Blick richtet er dabei an die Decke, als würde er dort nach Inspiration suchen.

Plötzlich strahlt er übers ganze Gesicht. Er zögert, fühlt noch einmal nach, seine Finger verharren noch einen Moment an derselben Stelle. Man sieht ihm an, dass dort etwas passiert und ihm das eine große Freude bereitet. Jetzt lächelt er sogar.

Triumphierend sagt er zu mir: »Da, fühlen Sie mal! Spüren Sie das?«

Nun lege auch ich meine Hände auf ihren Bauch, schließlich hat er mich dazu aufgefordert. Dumm von mir. Ich habe nicht nachgedacht. Denn was ich jetzt erlebe, ist so surreal, dass ich glaube, in eine andere Galaxie katapultiert zu werden, *far, far away*, in die Weiten des Universums. Irgendwo in den Raum zwischen Abgestumpftheit und Ungläubigkeit. Ich kann einfach nicht fassen, was gleich passieren wird. Aber ich weiß, dass es kommen muss. Und dann ist es schließlich so weit.

»Nun?« Er lächelt. »Spüren Sie das?«

So ein arroganter Mistkerl. Was soll ich denn spüren? Abgesehen von dem Wunsch, auf der Stelle im Erdboden zu versinken? Oder dem starken Bedürfnis, ihm eine Ohrfeige zu verpassen? Will dieser unsensible Idiot wirklich wissen, ob ich noch etwas anderes spüre als das Jucken in meinen Fingern?

Ja, ich spüre den Tumor, du Scheusal. Er sitzt unter dem Bauchfell, über dem sich ein Rumpf wölbt, an den wiederum sich ein Hals und ein Kopf anschließen. Einer Frau. Die hören kann.

Und darum sage ich: »Nein.«

Denn leider fällt mir im Augenblick nichts Besseres dazu ein.

Aber sobald wir wieder draußen sind, knicke ich ein – aus Ehrfurcht vor seiner Autorität, aber auch aus Stolz und aus Feigheit:

»Nein, ich meine, ich habe ihn schon gespürt …«

Im Hörsaal: »Was bohrst du da eigentlich in meinen Rücken?«

Auf die Plätze, fertig, los!

Erstes Jahr Medizinstudium. P1, so nennen es die Eingeweihten.

Mittags um halb eins. Ich habe mein Sandwich verputzt und warte im Schneidersitz auf dem Flur vor der Hörsaaltür. Rund um mich ein gutes Dutzend anderer Studenten. Ich gehe meine Unterlagen durch.

13 Uhr. Langsam wird's voll. Alle sitzen. Einige lesen ihre Aufzeichnungen, andere essen und lesen ihre Aufzeichnungen, wieder andere diskutieren über ihre Aufzeichnungen.

13 Uhr 30. Was für eine Menschenmenge. Die direkt an der Tür sitzen noch, alle anderen stehen.

13 Uhr 35. Hinter der Tür rasselt ein Schlüsselbund. Eine Welle geht durch die Menge. Jetzt stehen auch die ganz vorne auf. Ich glaube, der Hausmeister genießt seine Rolle.

13 Uhr 40. Das Rasseln wird lauter. Fast alle stehen jetzt. Nur ein paar Unbeirrte, darunter auch ich, halten durch und bleiben auf dem Boden. Wir sind stark! Wir bleiben so lange wie möglich sitzen!

13 Uhr 45. Jetzt übermannt es auch mich. Ich stehe auf. Es war jetzt doch ziemlich eng zwischen all den Knien.

13 Uhr 50. Man hört das Rasseln nun schon direkt hinter der Tür. Ein Schlüssel schiebt sich ins Schloss. Von hinten wird gedrängelt. Der Türgriff schiebt sich mir in den Magen.

13 Uhr 51. Die Tür schwingt auf. Und los geht's. Der Schwarm zerstreut sich im Hörsaal.

Ich stürme die Treppe hinauf und sichere uns den zweiten Rang, wie immer.

Einmal mehr danke ich Gott für meine Freunde: Da ich die Einzige ohne Auto bin, haben sie mir, als wir das Mitschreiben in den Vorlesungen untereinander aufgeteilt haben, den Montagnachmittag überlassen und selbst die Tage übernommen, an denen die Pflichtvorlesungen morgens stattfinden. Wenn die Veranstaltung um acht Uhr früh beginnt, muss man ab sechs Uhr morgens anstehen. Und sie haben es sehr viel weiter zur Uni als ich.

Es geht das Gerücht um, dass der Nachtwächter im Februar ein Mädchen vor der Tür entdeckt hat, das es sich um vier Uhr morgens mit einer Thermoskanne voller Kaffee gemütlich gemacht hatte.

Wir werden doch alle alt

Sie hat sich den Oberschenkelhalsknochen gebrochen.

Sie ist hingefallen, als sie ganz allein in ihrer Wohnung war. Stundenlang lag sie auf dem Boden, zu weit weg vom Telefon, allein mit der Angst und der irrwitzigen Hoffnung, dass jemand kommen möge. Das klingt jetzt vielleicht arg dramatisch, aber genauso war es.

Im OP-Saal hat man sie auf einen Tisch gelegt. Dann hat man ihr einen großen Plastikpenis zwischen die Beine geschoben und so das verletzte Bein für die Operation in Position gebracht.

Sie ist ganz nackt. Zehn oder zwölf Personen wuseln scheinbar gleichgültig um sie herum. Ihr medizinisch geschultes Auge nimmt die Nacktheit nicht mehr wahr, so sehr sind sie daran gewöhnt. Die Frau aber nicht.

Nur ein Laken trennt sie von ihrer Würde, und der Plastikpenis natürlich und ihr Alzheimer. Sie wirkt unsicher. Die nächste halbe Stunde wird sehr lang werden.

Ich wurde heute außerplanmäßig dem OP-Team zugeteilt. Alle Studenten müssen bestimmten Operationen wenigstens einmal beigewohnt haben. Ich bin nur die Praktikantin, ich kann nichts tun. Ich stehe einfach im Weg herum. Man hat mich in eine Ecke verwiesen. Ich stehe neben einem Schrank voller Laken. Eigentlich müsste ich nur aufstehen und eines herausholen, um damit die Dame zu bedecken. Dazu hätte ich gute Lust. Der Schrank zieht mich magisch an. Fast glaube ich zu hören, wie er meinen Namen flüstert.

Doch etwas hält mich zurück. Ich weiß nicht, was es ist. Wahrscheinlich meine eigene Dummheit. Meine mausgraue Tracht. Mein nicht ganz so weißer Kittel.

In den Augen des OP-Teams wäre es albern. Schlimmstenfalls würde man dem Oberarzt davon berichten, und ich habe Angst, mich zu blamieren. So bleibe ich, wo ich bin, und schwöre mir, dieses Bild nie zu vergessen.

Jahre später allerdings fällt mir irgendwann auf, dass ich es doch fast vergessen hätte. Jetzt aber versuche ich, mich zu erinnern.

Patient: »Wissen Sie, in meinem Alter ...
ob man da an dieser Krankheit stirbt oder an einer anderen ...«

Frei schwebend

Sie ist sechsundneunzig Jahre alt und wiegt sechsunddreißig Kilo.

Sie wurde vom Altersheim in die Notaufnahme geschickt, wegen Schmerzen und einer »hartnäckigen Verstopfung«. Sie ist eine Großmutter wie aus dem Bilderbuch, hat sehr weißes, langes Haar und ist winzig klein und zerbrechlich. Fast ein Fädchen. Sie spricht mit sanfter, belegter Stimme, wie aus weiter Ferne. Und trotz allem lächelt sie.

Sie wirkt, als lebe sie in einem Paralleluniversum, in dem einfach alles viel langsamer abläuft. Alles an ihr scheint zu schweben: ihre Stimme, ihr Körper in der viel zu großen Hauthülle, ihre ganze Existenz im Nirgendwo zwischen dem Krankenhaus und anderen Orten.

Ihre Haut ist nicht trocken wie Pergament. Sie ist weder spröde noch brüchig. Nur faltig. Plissiert. Wie ein zu großes Stück weiches Leder, das man um einen viel zu kleinen Körper gewickelt hat. Ihre Knochen zeichnen sich unter der Haut ab. Wenn man die Hand auf ihren Bauch legt, sinkt sie sofort in die Bauchhöhle ein. Zwischen ihren Eingeweiden und meiner Hand ist nichts mehr, nur noch diese unglaublich feine Haut.

Ich brauche ungefähr dreißig Minuten, um den Kot mit der Hand herauszuholen. Es ist unglaublich, dass eine so feine, kleine Frau so viel in sich haben kann. Ich tue ihr dabei sehr weh.

Sie weint, wie sie spricht: verhangen, aus der Ferne. Dann bedankt sie sich bei mir, weil es nicht so weh getan hat wie beim letzten Mal.

Eigentlich hat sie gar keine Verstopfung im engeren Sinne. Nur, woher soll diese Frau die Kraft nehmen, um all das Zeug aus ihrem kleinen Körper zu pressen?

Sie ist nicht krank – und das in einem Jahrhundert, in dem jeder irgendetwas hat. Nicht einmal die Zahlen, die unerbittlichen Werte, die schwarz auf weiß belegen, dass einer diese oder jene Krankheit hat, nicht einmal die können irgendeinen Hinweis darauf geben, woran sie stirbt.

Ihre Nieren arbeiten, ihr Herz arbeitet, ihr Kopf arbeitet einwandfrei.

Und doch stirbt sie.

In Zeitlupe. Schwebend. Wie ein Feuer, das langsam erlischt.

Sie stirbt an nichts.
Sie stirbt an allem Möglichen.
Sie stirbt am Leben.
Das kommt auch vor.

Arzt: »Sie haben eine … ähm, Entzündung der Knochen. Wir machen eine Szintigraphie.«

Vernebelt und verschleiert

Sie ist zweiundachtzig Jahre alt. Er ist ihr Hausarzt, und das seit fast dreißig Jahren.

Ich sitze seit zwei Wochen als Praktikantin in seiner Sprechstunde, im Sessel rechts neben ihm. Ich habe gelernt, mit geschlossenem Mund zu gähnen und gleichzeitig hochkonzentriert auszusehen.

Die Patientin litt unter Rückenschmerzen, die einfach nicht aufhören wollten. Also schickte er sie zum Rheumatologen, der eine Kernspintomographie machen ließ. Die zeigte eine Metastase, möglicherweise von einem Brust- oder Lungenkrebs herrührend. (Da sie nie geraucht hat, tippen wir mal auf die Brust.)

Als er das Resultat der Untersuchung vorliegen hatte, rief der Rheumatologe, der die Frau nur einmal in seinem Leben gesehen hatte, logischerweise den Hausarzt an. Er erläuterte seinem Kollegen die Situation und bat ihn, seine Patientin aufzuklären und sie ins Krankenhaus einzuweisen. Der Hausarzt greift zum Telefon und findet für die Dame wie durch ein Wunder eine Klinik, deren Krebsstation sie noch am selben Tag aufnehmen kann. Dann macht er sich auf zum Hausbesuch, er muss ihre Einweisung vorbereiten. Ich begleite ihn. Auf dem Beifahrersitz.

Während der Fahrt überdenkt er das Ganze noch einmal: »Blöd, dass ich sie in die Onkologie schicken muss. Sie ist nicht dumm, sie wird schon merken, was Sache ist …«

Aha. Er will es ihr also nicht sagen. Wir fahren zu ihr, um sie ins Krankenhaus zu schicken, er ist *ihr* Arzt, ihr behandelnder Arzt, ihr Hausarzt, der Arzt ihres Vertrauens. Was will er ihr denn erzählen?

»Ich frage mich, ob wir sie nicht zuerst in die Notaufnahme schicken sollten.«

Natürlich, ich habe den Überweisungsbrief schon vor Augen: »Lieber Herr Kollege, ich möchte die Dame nicht selbst einweisen. Könnten Sie das bitte übernehmen? Das war's auch schon. Alles Liebe!«

Das heißt, sie kommt heute gegen 15 Uhr in die Notaufnahme. Da sie kein echter Notfall ist, wird sie dort bis mindestens 19 Uhr im Wartezimmer sitzen. Ein Arzt, der sie nicht kennt, wird sie aufnehmen. Untersucht werden kann sie an dem Tag nicht mehr, man wird sie also auf einem Behelfsbett irgendwo im Flur liegenlassen. Am Ende kommt sie dann doch auf die Krebsstation, wo sie ein Arzt erwartet, der sie noch nie gesehen hat und den sie noch nie gesehen hat. Der sie einweisen wird, ohne mit ihr zu sprechen oder ihr die Wahrheit sagen wird.

Das ist eine tolle Idee.

Als wir bei der Dame ankommen, spricht er von »Untersuchungen zur Abklärung« und »Knochenentzündung«. Er brummt etwas vor sich hin, dann ruft er den Krankenwagen. Zweiunddreißig Euro möchte er bitte für den Hausbesuch.

Er trägt mir auf, die Überweisung zu schreiben, leider kenne er ihre Vorgeschichte nicht.

Und so schreibe ich: »Ich überweise hiermit wie vereinbart Madame X mit Krebs, deren Akte mir im Moment nicht vorliegt. P.S.: Sie weiß nichts von der Diagnose. P.P.S.: Alles Liebe!«

Und unterschreibe mit seinem Namen.

Mitteilung der Sprechstundenhilfe: »Dr. X hat angerufen. Er fragt, ob Sie ihm nicht für einen Patienten einen Transportschein ausstellen können? Der Patient soll zwischen dem 27.2. und 6.3. täglich zum Klinikum Y und wieder zurückgebracht werden. Dr. X. möchte das nicht selbst machen, weil er ja Psychiater ist.«

Soll ich dir ein Taxi rufen, Liebes?

Um die Leute aus dem Krankenhaus nach Hause zu befördern, gibt es mehrere schöne Möglichkeiten:

1. den Krankenwagen – für all jene, die liegen oder beobachtet werden müssen;
2. das Taxi – für Leute, denen es gutgeht;
3. den Patientenfahrdienst – für die leichteren Fälle.

Bis vor kurzem wurde das alles noch von der Krankenkasse bezahlt. Auch früher habe ich die komplizierten Bestimmungen für den Transport von Kranken nicht so recht begriffen, aber man hatte zumindest die Möglichkeit, die Leute so transportieren zu lassen, wie es ihr Zustand erforderte.

Gut gemeint, aber …

In den sieben Jahren, in denen ich im Krankenhaus arbeite, habe ich noch nie einen Patientenfahrdienst angeordnet. Ich weiß nicht einmal, wie das geht, und wenn man eine Krankenschwester fragt, lacht sie nur und sagt: »Ach, der Patientenfahrdienst. Das geht ja sowieso nicht!«

Ah ja. Warum denn? Es geht nicht? Nein, es geht nicht.

So ist es in jedem Krankenhaus.

Der Patientenfahrdienst ist ein Phantom. Das Kürzel findet sich zwar auf jedem Transportformular, doch das hat entweder rein optische Gründe oder hängt damit zusammen, dass uns irgendwelche Leute weismachen wollen, sie seien um eine Dämpfung der Kostenexplosion im Gesundheitswesen bemüht. Mag der Patientenfahrdienst auch auf dem Papier existieren, auf Rädern rollt er sicher nicht.

Mit den Taxis ist das auch so eine Geschichte. Genauer gesagt, es sind allerhand Geschichten – wie die folgenden Antworten aus der Taxizentrale vielleicht zeigen:

- »Nein, Taxis kommen nicht nach zwei Uhr morgens.«
- »Nein, Taxis kommen nicht bis hier raus. Wir liegen zu weit abseits.«
- »Nein, Taxis kommen nicht bis hier raus, das ist viel zu gefährlich.«
- »Nein, Taxis kommen nicht, weil die Patienten nie bezahlen, und jetzt haben die Fahrer die Schnauze voll.«

Es bleibt also der Krankenwagen, in dem ein Kilometer ein halbes Vermögen kostet. Und zwar der Krankenwagen für alle!

Und deshalb weiß ich einfach nicht, wie ich mich in Fällen wie diesen verhalten soll:

- Da ist die alte Dame, der es eigentlich ganz gutgeht, die aber kaum gehen kann, die ihr Haus schon lange nicht mehr verlässt und die ganz sicher nicht allein die drei Treppen in ihre Wohnung hochkommt;
- der Typ, dem es super geht, der aber beide Beine und einen Arm im Gips hat, einen Koffer und keinen Aufzug;
- die hunderttausend Typen, die mitten in der Nacht mit der Feuerwehr in die Notaufnahme kommen und denen es ausgezeichnet geht, nur dass sie ziemlich weit weg wohnen und es vier Uhr morgens ist.

Manchmal kämpft man noch ein bisschen mit sich selbst und weigert sich schließlich, den Krankenwagen zu rufen.

Natürlich regen sich die Leute dann auf. Sie fragen mich, was sie jetzt machen sollen, und behaupten, dass es schließlich »ihr gutes Recht« sei, ihn zu nutzen. Wenn man sich an die Vorschriften hält und die Leute sehr unangenehm sind, erklärt man ihnen, dass sie wegen einer Magenverstimmung wirklich nicht den Notruf hätten wählen müssen, also sei das ihr Problem.

Doch wenn man müde ist und die Leute nett sind, wenn sie wirklich niemanden haben, der sie abholen könnte, wenn man sich schon mit drei anderen Patienten wegen des Transports gestritten hat, wenn es regnet, wenn der Betreffende alt ist oder zu besoffen, wenn man lange nicht geschlafen hat oder wenn gerade Weihnachten ist – ruft man dann meist doch den Krankenwagen.

Informationspolitik

Es gab ein Praktikum, das mich beinahe dazu getrieben hätte, die Medizin an den Nagel zu hängen und mich wieder meiner alten Leidenschaft, der Bärendressur, zuzuwenden.

Es war in der Rheumatologie, der Station, die ich am wenigsten mochte. Ich hatte gehofft, dass es mit einem sechsmonatigen Aufenthalt dort getan sein würde. Denn die Suche nach Antikörpern gegen Marderhaare (nach denen man bei Verdacht auf Pseudochronische Polyarthritis fahndet) und Anti-glio-plasto-furz-Glasmin (seines Zeichens Verdächtiger No. 1 bei Spondylitis ankylosans) ist nicht meine Sache.

Dann aber habe ich festgestellt: Rheumatologie ist ein Kinderspiel!

Wenn eine nette alte Dame von zweiundachtzig Jahren angibt: »Ich hatte heute Morgen Herzschmerzen«, dann beendet man an dieser Stelle das Patientengespräch (das ohnehin nicht lange dauert) und ordnet an: Troponinspiegel, EKG und Kardiologenmeinung.

Möglicherweise stellt man auch fest, dass ihr nur übel war. Wer weiß das schon.

Die Krankenschwester informiert uns: Die Frau von Zimmer 12 hat Bauchschmerzen. Sollen wir mit der Patientin reden? Fehlanzeige. Untersuchung? Wo denken Sie hin?! Gibt es etwas, was man mit einer schönen »Bauch Abdomenübersicht« nicht feststellen könnte?

(Eine »Abdomenübersicht« ist eine Röntgenaufnahme vom Bauchraum ohne Kontrastmittel: Und ganz im Gegensatz zur landläufigen Meinung lässt sich darauf nicht erkennen, was »da drin« so vorgeht. Man kann damit nur zwei oder drei mögliche Ursachen für »Bauchweh« bestätigen oder ausschließen.)

Die »Abdomenübersicht« ist – tata! – normal.

Am nächsten Tag kommt die Krankenschwester wieder an und sagt, die Dame von Zimmer 12 klage über Bauchschmerzen. (Es mag Sie erstaunen, aber Röntgenaufnahmen wirken nicht schmerzlindernd.) Anordnung des Oberarztes: eine weitere »Abdomenübersicht« – diesmal zur Kontrolle. Man weiß ja nie. Mit der Patientin hat in der Zwischenzeit niemand gesprochen. Man hat sie auch nicht untersucht, obwohl sie immer noch Schmerzen hat.

Wenn jemand Schmerzen in der Region X, Y oder Z hat, ordnet man ein Röntgenbild oder ein CT von X, Y oder Z an. Und zwar Profil und Dreiviertelansicht, je nachdem, vielleicht auch noch mehr. Damit können wir zum Beispiel ausschließen, dass die Arthrose von Frau Jedermann schlimmer geworden ist, seit sie vor zwei Wochen beim Radiologen zur Aufnahme war.

Wenn eine MRT ausfällt, bricht Panik aus. Denn wir auf der Station dürfen zwar nur maximal vier MRTs pro Woche anordnen, wenn wir jedoch dieses Kontingent nicht nutzen, streicht man es uns vielleicht zusammen. Also picken wir uns einen Patienten heraus, der noch keine MRT hatte, aber eventuell eine brauchen könnte. Ach, Herr ABC hat Schmerzen in der Hand? Das trifft sich ja gut! Her mit ihm!

Vor ein paar Tagen behandelte ich Frau R. wegen einer Lumboischialgie (ein gewaltiger Hexenschuss).

Sie ist fünfundsechzig Jahre, lebhaft, energiegeladen, toll in Form. Eine nette Patientin.

Im CT – bisweilen führen wir nämlich ein CT auch in Fällen durch, in denen dies angezeigt scheint – zeigt sich, dass im gesamten Knochengewebe Metastasen sind. Sie hat also einen Tumor, der schon weit gestreut hat.

Am nächsten Tag, dem Donnerstag, an dem die Oberärztin persönlich Visite hält, berichte ich: Das CT von Frau R. sei am Abend des Vortags gemacht worden. Es sehe nicht gut aus. Und sie wisse davon noch nichts.

Man antwortet mir, dass wir ihr auch nichts sagen müssten, bevor wir die cytologischen Ergebnisse der Knochenbiopsie vorliegen hätten. Die würden wir in den nächsten Tagen vornehmen. In Wahrheit heißt das: frühestens in drei Wochen. Bis wir die Ergebnisse hätten, würden wir ein CT vom Brustkorb machen, eine Szintigraphie und eine Mammographie: »Ach ja, und bevor ich's vergesse: Der Onkologe soll sie sich auch mal ansehen.«

Ich versuche, der Oberärztin zu erklären, dass es mir schwerfalle, einer Patientin, die wegen Schmerzen im Bein gekommen ist, zu erklären, dass wir noch eine Mammographie machen müssten, ohne auf ihre Krebserkrankung hinzuweisen. Sie entgegnet: »Sagen Sie doch einfach, es bräuchte noch ein paar zusätzliche Untersuchungen. Das reicht schon.« Dann verbietet sie mir ganz offiziell, der Frau etwas von der Diagnose zu sagen.

Am Nachmittag spreche ich noch einmal mit dem diensthabenden Arzt. Er sagt: »Ich werde ihr die schlechte Nachricht selbst überbringen. Jetzt sofort.«

Wenig später kommt er aus dem Zimmer von Frau R. und meint: »Das wäre erledigt. Ich hab ihr gesagt, dass sie eine Knochenmarkentzündung hat und wir noch ein paar Untersuchungen anstellen müssen. Sie hat's ganz gefasst aufgenommen.«

Sie hat's gefasst aufgenommen??? Ach, tatsächlich? Sieh mal einer an …

Ich musste heimlich ihren Hausarzt anrufen, damit dieser ihr einen Besuch abstattete und bei dieser Gelegenheit die Krankenakte einsah.

Am Tag vor ihrer MRT brach sie sich den Oberschenkelhalsknochen und kam in die Chirurgie. Eine Woche lang war diese traurige Geschichte das Stationsgespräch. (Was für Trübsal sorgte, war vor allem die Tatsache, dass man sie verlegt hatte und nun die Orthopädie alle Trinkgelder einstreichen würde.)

An einem anderen Tag ließ mich der Diensthabende eine Infiltration bei einer Hepatitis durchführen. Eine Infiltration ist in etwa so ähnlich wie eine Periduralanästhesie, eine lokale Betäubung im unteren Rücken. Gewöhnlich wird eine Infiltration angeordnet, um bei einem Hexenschuss oder Bandscheibenvorfall die Schmerzen zu lindern.

Eine Hepatitis. Super! Und obendrein noch ein Fall wie aus dem Lehrbuch! Der Ultraschall bestätigt alle Erwartungen.

Von Hexenschuss keine Spur. Nicht die leiseste. Ich bin zwar auch nicht schlauer als der Rest der Welt, doch in diesem Fall war kein Zweifel möglich. Also habe ich die Nadel gesetzt, doch statt die Spritze aufzustecken, habe ich den Inhalt in den Ausguss »injiziert«. Dann habe ich in die Akte geschrieben: »PDA L5-S1«.

Und schließlich gab es den Herrn mit den »Entzündungen«, den man seit mehr als drei Wochen von Untersuchung zu Untersuchung schickte. Der uns unmissverständlich sagt, dass er die Wahrheit wissen will, »selbst wenn es Krebs sein sollte«. Dessen Frau vor drei Jahren an Lungenkrebs gestorben ist und der dabei einiges an medizinischem Vokabular aufgeschnappt hat. Ein Mann, der eine Gewebeuntersuchung mit mehreren Biopsien hinter sich hat, was ihn vermutlich alarmiert hat. Ein Mann, der in die Onkologie zwei Stockwerke über uns verlegt wird, wobei der Pfleger ihn mit seinem Bett an einem Schild vorbeischiebt, auf dem groß und deutlich steht: »Krebsforschung«.

Nun, Herr Doktor brachte es tatsächlich fertig, ihm im Krankenzimmer zu erzählen, man habe jetzt die Ergebnisse der Gewebeproben, und er habe eine Lungenentzündung.

Und zu den eingangs erwähnten Marderhaar-Antikörpern und die Anti-glio-plasto-furz-Glasminen: Ich weiß nicht so recht, wozu deren Bestimmung gut sein soll. Man macht sie, unabhängig von der Diagnose und den Symptomen, wenn die Diagnose schon seit Jahren feststeht, wenn der Patient schon vor zwei Monaten eingeliefert wurde. Diese kostspielige Untersuchung wird einfach für alle Patienten angeordnet. Wir bestimmen alle Antikörper auf Gottes Erde. Wer weiß? Vielleicht kann man ja das Ergebnis wirklich mal für etwas brauchen.

Chefärztin und Oberärztin können sich nicht ausstehen. Sie schüren einen gepflegten Hass aufeinander. »Gepflegt« ist daran mittlerweile allerdings nichts mehr.

Die Damen schreien sich auf dem Gang an. Wir werden immer wieder ins Büro des Krankenhausleiters gerufen, wo wir im einen oder anderen Fall als Zeugen aussagen müssen. Als ich Partei ergreifen soll, fange ich an zu weinen wie ein kleines Kind.

Die zwei Ärztinnen machen nicht mehr gemeinsam Visite. Sie ändern systematisch die Verordnungen der anderen, oft noch ehe sie den Patienten gesehen haben. Es geht ums Prinzip.

»Da machen wir keine MRT, das ist doch Schwachsinn. Wir machen zuerst eine Myelographie.« Am nächsten Tag: »Welcher Idiot hat denn die Myelographie angeordnet?«

Am Ende bin immer ich schuld.

Ärztin A droht mir: Wenn ich die Untersuchung, die Ärztin B angeordnet hat, durchführen lasse und dabei etwas schiefgeht, muss ich mich allein vor dem Richter verantworten. Zu meiner Verteidigung wird niemand antreten.

Krankenschwester: »Schnell, es geht ihm nicht gut.
Ich glaube, er ist tot!«

Der Anfall

Ich habe unendlich viel Respekt vor Krankenschwestern. Ganz ehrlich. Ich weiß gar nicht, wie oft sie mir schon meine Arzthaut gerettet haben. Zum Beispiel, wenn eine von ihnen meine Dosierungen korrigierte. (»Du willst doch nicht *wirklich*, dass ich dem Patienten zehn Gramm Perfalgan gebe –

anstelle der üblichen zehn Milligramm.«) Oder für mich einsprang, wenn ich mal wieder etwas vergessen hatte. (»Ich habe mal eben die Blutgase analysieren lassen.«)

Aber wenn mich die Nachtschwestern auf die Station rufen, frage ich mich manchmal schon, wo ich hier eigentlich gelandet bin:

Zur Erklärung: Als Arzt im Bereitschaftsdienst muss man im Notfall erreichbar sein und trägt deshalb die ganze Zeit einen Piepser bei sich. Der piept, wann immer unser Einsatz gefragt ist. Meistens ist es die Station, bei der man dann anruft und sich erkundigt, was los ist. Dabei versucht man schon mal abzuschätzen, wie es weitergehen wird. Also ob man wie im Fernsehen gleich mit wehendem Kittel Richtung Notaufnahme sprintet oder ob das Ganze auch noch einen Moment Zeit hat …

»Tut mir leid, dass ich Sie störe. Aber der Patient auf Zimmer sechzehn hat Fieber.«

»Wie alt ist er denn?«

»Ähm …«

»Jung, alt, sehr alt?«

»Ein bisschen älter, normal eigentlich.«

»Verstehe. Und warum ist er hier?« (Fehler. Diese Frage sollte man niemals stellen, aber irgendwie rutscht sie mir doch immer wieder raus.)

»Ach, wissen Sie, ich bin nur nachts hier.«

»Was ist denn mit dem Blutdruck?«

»Ähm, die Kollegin misst gerade.«

»Und welche Medikamente bekommt er?«

Sie schweigt.

»Dann komme ich mal eben hoch.«

Oben:
»Können Sie mir bitte das Krankenblatt geben?«
»Was?«
»Das Krankenblatt bitte?«
»Brauchen Sie es denn?«
»Ähm … ja?«
»Ich such's mal.«

Ein anderer Fall:

»Könnten Sie bitte mal ganz schnell raufkommen? Der Herr auf Zimmer 32 hat einen Anfall …«

»Was denn für einen Anfall?«

»Ähm …«

»Einen Gichtanfall? Einen Wutanfall? Einen Schlaganfall?«

»Es ist eher nervlich.«

»Und das heißt?«

Stille.

»Ich komme hoch.«

Sanitäter: »Mann, 52, hat nichts gegessen.«

LOL

Eines Tages lege ich im Altersheim eine Bombe.

Aber nein, das geht nicht! All diese netten alten Leute … Sagen wir es so: Eines Tages lege ich eine Bombe – in der Verwaltung eines Altersheims.

Sie machen das nämlich jedes Mal. JEDES MAL! Zum Beispiel die letzten drei Male:

1) Die Patientin ist vierundachtzig Jahre alt. Als man sie einliefert, steht auf dem Formblatt: »Unwohlsein und Darmverschluss«.

Ah ja, denke ich, das geht ja schon gut los.

»Unwohlsein und Darmverschluss«. Warum nicht gleich: »Schmerzen und Grauer Star«?

Der »Grund der Einlieferung« auf den Formblättern ist ohnehin nur ein Lückenfüller. Grund der Einlieferung: »Mann, 54, fühlt sich nicht wohl.« Oder: »Frau mit Bauchschmerzen.« Und: »Mann, auf der Straße aufgegriffen.« Doch mein absoluter Favorit bis heute ist: »Grund der Einlieferung: Frau, 42, saß auf dem Sofa.« Ich schwöre, dass ich das nicht erfunden habe!

Die Dame, die jetzt vor mir sitzt, leidet also an »Unwohlsein und Darmverschluss«. So hat man es den einliefernden Sanitätern im Altersheim gesagt. (Wo enormes medizinisches Fachwissen im Umlauf ist. Bei den vielen Krankenschwestern!)

Sie hat eine Fotokopie ihrer Versichertenkarte bei sich. Daher weiß ich, dass sie Marguerite heißt.

Da fehlt aber noch was. »Wo ist das Krankenblatt aus dem Altersheim? Haben Sie denn die gelben Vordrucke nicht ausgefüllt?«

»Über die Vorgeschichte? Wozu denn?«

Vorgeschichte, Medikamente? Nichts.

Wozu die Vorgeschichte gut ist? Nun ja, wenn hier stünde: »Oberschenkelhalsknochen gebrochen«, dann könnte ich mir die Vorgeschichte denken: »Ist gestürzt.« Aber da sie wegen Unwohlsein eingeliefert wurde, habe ich nicht den leisesten Anhaltspunkt. In 99 Prozent der Fälle lässt sich dieses Problem nur durch eine Befragung des Patienten aufklären. Doch weil Marguerite ziemlich dement ist, kann ich dabei wohl nicht auf ihre Hilfe zählen.

Ich koche vor Wut und rufe im Altersheim an. Natürlich habe ich die nette Nachtschwester am Apparat, die von nichts weiß. Sie hat nur gehört, Marguerite gehe es nicht gut.

»Was soll denn das heißen? Ist ihr schwindlig? Ist sie gestürzt? Hat sie sich den Kopf angeschlagen? Hat sie das Bewusstsein verloren?«

»Wissen Sie, ich bin nur die Nachtschwester. Ich weiß, dass sie beim Abendessen vom Stuhl gefallen ist …«

»Gut. Hat sie sonst noch irgendwelche Schwierigkeiten?«

»Ich weiß nicht.«

»Ist sie vielleicht desorientiert seit dem Sturz?«

»…«

»Ich will wissen, ob sie immer so neben sich ist wie jetzt.«

»Ja, ja. Sie ist immer ein bisschen verwirrt, wissen Sie.«

»Gut. Und was ist mit dem Darmverschluss?«

»Wie bitte?«

»Auf dem Einlieferungsschein steht ›Darmverschluss‹. Hat sie erwähnt, dass sie Bauchschmerzen hat? Wann war sie denn zum letzten Mal auf der Toilette?«

»Ähm …«

»Können Sie bitte in Ihren Akten nachsehen, wann sie zum letzten Mal auf der Toilette war?«

Die Nachtschwester ist eifrig und guten Willens: »Wissen Sie, ich sehe mal nach und rufe Sie zurück.«

Natürlich gab es darüber keine Aufzeichnungen. Aber bekanntlich machen wir im Zweifelsfall eine »Bauch OK« –

Darmverschluss gehört tatsächlich zu den zwei bis drei Indikationen, bei denen sie angemessen ist –, eine CT vom Gehirn, bestimmen sämtliche Blutwerte und behalten die gute Marguerite achtundvierzig Stunden lang unter Beobachtung. (Im berühmten »Durchgangszimmer«.) Dann schicken wir sie nach Hause.

2) Der Patient ist sechsundsiebzig Jahre alt. Ich weiß nicht mehr, warum er bei uns war.

Auch er hat die Fotokopie seiner Versichertenkarte bei sich, weswegen ich weiß, dass er Raymond heißt. Aber, o Wunder, in dem Umschlag liegt noch ein zweites Blatt. Leider steht darauf nichts, was auf seine Vorgeschichte, seine Medikamentierung und den Grund für seine Einlieferung hindeutet. Stattdessen erfahre ich, dass man um 12 Uhr und um 16 Uhr sein Bett gemacht, er um 11 Uhr 30 eine »normale« Mahlzeit eingenommen und man ihm vorgestern die Haare gewaschen hat. Die Fußpflege steht am nächsten Mittwoch an.

(Eines Tages lege ich im Altersheim eine Bombe.)

3) Die Patientin ist achtundsiebzig Jahre alt. Auf dem Formblatt steht: »stark erhöhter Blutdruck und Blutzuckerspiegel«.

Es ist ein Wunder: Im Umschlag steckt tatsächlich die Fotokopie eines Entlassungsberichts von einem Krankenhausaufenthalt im Jahr 1995 sowie eine Auflistung der Medikamente, die die Patientin einnimmt. Darauf steht leider kein Datum. Möglicherweise ist die Liste also auch von 1995.

Ich weiß nicht, wie hoch der Blutdruck im Altersheim war. Hier im Krankenhaus ist er 140/80. Da gibt es weiß Gott Schlimmeres.

Gut. Kümmern wir uns also um den angeblichen Diabetes. Ich weiß auch nicht, wie hoch der Blutzuckerspiegel im Altersheim war, bei uns ist er sehr hoch.

Dann kämpfe ich mich durch die Medikamentenliste, auf der stehen:

– ein Medikament, das nicht viel hilft, aber Ödeme in den Beinen auslösen kann;
– ein Medikament, das nicht viel hilft, aber Gedächtnisschwäche auslösen kann;
– ein Abführmittel;
– noch ein Abführmittel;
– und wieder ein Abführmittel (sie leidet anscheinend unter Verstopfung);
– ein Osteoporosemedikament;
– ein Blutdrucksenker (aha, sie hat also einen dauerhaft erhöhten Blutdruck. Gut zu wissen!);
– ein Schmerzmittel;
– ein Medikament, das nicht viel hilft, gegen Schwindel;
– ein pflanzliches Medikament, das nichts bringt und leichte Depressionen auslösen kann;
– eine Salbe gegen das Wundliegen.

Aber ein Mittel gegen Diabetes? Fehlanzeige. Ich schaue noch einmal nach: Wirklich nicht? Nein.

Hieß es nicht, sie sei wegen ihres erhöhten Blutzuckerspiegels hier? Nun ja, ich beschließe, sie jetzt einfach zu fragen …

Sie ist noch so weit ansprechbar, dass sie mir sagen kann, sie nehme seit Jahren Diamicron und Metformin, doch dann spielt ihr Gedächtnis uns einen Streich: Sie weiß nicht, ob sie es heute Morgen schon genommen hat.

Als ich im Altersheim anrufe, habe ich wie üblich die nette

Nachtschwester am Apparat, die natürlich nicht weiß, ob d Medikamentenliste aktuell ist oder nicht. Und ob die Patientin heute Morgen ihre Diabetes-Tabletten genommen hat oder nicht. Und welche Dosis sie normalerweise bekommt, weiß sie schon gar nicht.

Wunderbar.

Zwischenzeitlich ist mir was Besseres eingefallen als Bombenlegen.

Eines Tages – und ich schwöre, ich mache das! – nehme ich eine Sicherheitsnadel, ein Stück Papier und einen Stift. Dann male ich ein hübsches Schildchen und hefte es dem Patienten ans Revers, ehe er zurück ins Altersheim transportiert wird. Anstelle eines Entlassungsberichts steht da drauf: »Patient ist krank. Braucht Medikamente.«

Patient: »Sie ... ähm ... ist schwanger.
Wir wollen kein Baby, können kein Baby.«

Kuckuck? Dadadada!

Diese Geschichte ist eine meiner liebsten. Zum einen, weil sie mir schon bei einigen Anlässen, bei formalen und weniger formalen, ein paar Lacher eingebracht hat. Darüber hinaus bin ich aber auch ein bisschen stolz darauf, hier einmal den richtigen Riecher gehabt zu haben.

Ich habe Bereitschaftsdienst in der Gynäkologie.

Das heißt, ich bin für gynäkologische Notfälle zuständig. Also für Patientinnen mit Pilzinfektionen und anderen weniger dramatischen Frauenleiden, die bei ihrem Gynäkologen leider keinen Termin mehr bekommen haben. Und für Schwangerschaften im Anfangsstadium.

Ab dem siebten Monat kümmern sich Hebammen um die Schwangeren. Die haben alles fest im Griff und rufen mich nur, wenn sie mich unbedingt brauchen – was so gut wie nie der Fall ist.

Meine Kollegin von der »normalen« Notaufnahme ruft mich an. Sie will mir eine Patientin herüberschicken: sechzehn Jahre alt, in Begleitung ihrer Eltern. Sie klagt über Bauchschmerzen, hat aber schon längere Zeit ihre Regel nicht bekommen. Und der Bauch ist rund genug, um zumindest Argwohn zu wecken.

Sie sagt, sie sei nicht schwanger. Die Eltern sagen auch, sie sei nicht schwanger.

Im Wartezimmer sieht sie mich an.

Ich weiß nicht genau, warum, aber in diesem Moment schießt es mir durch den Kopf: »Oh mein Schatz, dich nehme ich mal besser gleich dran.« In der gynäkologischen Notaufnahme zählt selten jede Minute, daher ist mein Verhalten eher unüblich.

Als sie Mantel und Pullover auszieht, wird es offensichtlich: Sie ist ziemlich schwanger.

Ich stelle ihr die üblichen Fragen.

Ja, sie hatte seit einigen Monaten keine Regelblutung mehr. Es können vier gewesen sein, vielleicht auch sechs. Sie weiß es nicht genau. Nein, dass sie dicker geworden ist, fand sie nicht komisch.

Obwohl sie brav antwortet, scheint ihr die Sache etwas peinlich zu sein. Klar steckt sie in der Zwickmühle: Weiß sie, dass sie schwanger ist, steht sie als Lügnerin da. Weiß sie es nicht, als Idiotin. Da fällt die Entscheidung natürlich schwer.

Ich stelle ihr noch ein paar Fragen, dann beginne ich die Untersuchung.

Auch das ist für mich ein Novum. Normalerweise unterziehe ich meine Patienten einem endlosen Verhör, bis ich weiß, woran die Urgroßtante gestorben ist und wer ihnen vor siebenundzwanzig Jahren die Mandeln entfernt hat.

Ich taste die Vagina ab, und fast setzt mein Herzschlag aus.

Gut, ich stehe am Anfang meines praktischen Jahres und hatte bislang nur mit Frauen zu tun, die am Anfang einer Schwangerschaft standen. Dennoch bin ich mir fast sicher: Was ich hier mit den Fingern ertaste, ist der Kopf eines Kindes. Der Muttermund lässt sich gar nicht ertasten, er muss also total geweitet sein.

Ich greife zum Telefon: Hebammen-SOS.

Die Kavallerie kommt, wiederholt die Untersuchung und bestätigt: Der Muttermund ist ganz geöffnet, die Wehen haben eingesetzt, jetzt aber schleunigst ab auf die Entbindungsstation.

Ich aber muss die Eltern informieren und beschließe, dabei nach der altbewährten Salamitaktik zu verfahren:

»Ähm, Ihre Tochter ist schwanger.« Pause. »Die Schwangerschaft ist schon ziemlich weit fortgeschritten.« Pause. »Sie können leider im Moment nicht zu ihr. Sie ist gerade auf der Entbindungsstation.« Pause. »Ach übrigens: Wir hatten keine Zeit mehr für eine Ultraschalluntersuchung. Wir wissen also nicht, wie weit das Kind entwickelt ist und ob es sich um eine Frühgeburt handelt.« Pause. »Auf Wiedersehen.«

Eine Übung in freier Improvisation.

Ende gut, alles gut: Das Baby war ein Mädchen, war nicht allzu früh dran und bei bester Gesundheit. Die Mutter hatte die Geburt gut überstanden und konnte die Kleine gleich mit nach Hause nehmen. In Begleitung ihrer Eltern, die ein bisschen geschockt, aber auf jeden Fall glücklich waren.

Arzt: »Lass doch bei dem Polytrauma von Zimmer 32 ein Röntgen zur Kontrolle machen.«

Ein Knoten im ... Gehirn

In der Traumatologie. Operative Nachsorge. Ich begleite einen Assistenzarzt bei der Visite. Wir betrachten die Röntgenbilder, die vor und nach der OP gemacht wurden, überprüfen, wie gut die Narbe verheilt und ob sich der Patient schon bewegen kann.

Eine sehr alte Frau wartet geduldig in ihrem Bett. Auf dem Flur.

Nun ja, geduldig ist vielleicht nicht der passende Ausdruck. Ganz still liegt sie da, ihre Hände über der Brust gefaltet, während ihr Brustkorb sich fast unmerklich hebt und senkt. Sie sieht aus wie eine kleine Mumie.

Endlich ist sie an der Reihe. Wir rollen sie in den Untersuchungsraum, gefolgt von einer Sekretärin, die panisch zwei dicke Patientenakten hinter uns herträgt.

Denn dummerweise tragen zwei Patientinnen auf der Station den Namen von Madame Mumie. Es gibt eine Jeanne und eine Bernadette, beide sind etwa im selben Alter. Aus irgendeinem Grund, an den ich mich heute nicht mehr erinnere, können wir nicht feststellen, welche von beiden gerade vor uns liegt.

Aufgeregtes Gemurmel: Sie hat vor der Operation bei der Sekretärin angerufen und sich einen Termin geben lassen, dabei aber weder ihren Vornamen noch ihr Geburtsdatum genannt. Eine Rückfrage beim Altersheim hat leider auch nichts ergeben, ebenso wenig ein Anruf bei den Sanitätern, die sie hierhergebracht haben.

Also holen wir den Chef. Er kratzt sich am Kopf, dann schaut er wortlos unter Madame Mumies Decke und Morgenrock. Triumphierend zeigt er auf die Narbe am rechten Oberschenkel: Ihr wurde eine Hüftprothese eingesetzt. Jetzt müssen wir nur noch in die Akten sehen, um herauszufinden, auf welche Patientin das zutrifft. Pech gehabt – beide wurden am rechten Hüftgelenk operiert.

Aber dann komme ich! Und auch wenn es mir schwerfällt, versuche ich jetzt nicht allzu pathetisch und selbstgefällig zu werden und diese Geschichte ganz ruhig zu beenden.

Ich stehe auf, beuge mich über Madame Mumie und frage: »Wie ist denn Ihr Vorname?«

»Jeanne«, antwortet sie.

Wer hätte das gedacht.

Aus einem Schreiben: »Hochverehrter Herr Professor (...), mit dem Ausdruck meiner tiefsten Bewunderung verbleibe ich voller Hochachtung.«

Drama

Meine erste Station im Praktischen Jahr.

Die morgendliche Stationsbesprechung steht an, das heißt, wir gehen die Akten aller Patienten von der Vorabendvisite durch und besprechen die schwierigen Fälle.

Der Raum füllt sich allmählich mit mehr oder weniger weißen Kitteln. Strahlend weiß, der Chefarzt. Fast ebenso weiß, der Oberarzt. Schon deutlich weniger leuchtend: die Assistenzärzte und die Ärzte im Praktikum. Mein Lieblings-Assistenzarzt, mein Leitwolf, an den ich mich seit Beginn meines Praktischen Jahres klammere, ist der mit dem am wenigsten strahlenden Kittel. Er empfängt mich heute mit gerunzelter Stirn und flüstert mir zu: »Ich muss danach noch mit dir reden.«

Sofort bröckelt mein mühsam zur Schau getragenes Selbstbewusstsein. Ich frage, wieso, doch es wird immer voller, jetzt ist keine Zeit für große Erklärungen. Er zischt mir nur zu, es gehe um irgendetwas Gravierendes. Aber so gravierend nun auch wieder nicht, fügt er hinzu, als er meinen erschrockenen Blick sieht.

Das Erste, was mir in diesem Moment einfällt, ist: »Mein Gott, ich habe einen Patienten getötet.«

Dieses Schreckgespenst schwirrt mir während der ganzen Besprechung im Kopf herum. Ich hadere mit mir und kann an nichts anderes mehr denken:

»Das kann doch nicht sein! Du hast doch nur seine Beine fixiert. So kann man niemanden umbringen!«

»Und wenn ich mir die Hände nicht richtig desinfiziert habe? Vielleicht habe ich während der OP Keime auf den Patienten übertragen?«

»Das muss es gewesen sein. Bei der bakteriologischen Untersuchung haben sie deine Fingerabdrücke gefunden. Jeder weiß, dass die Keime von dir stammen müssen! Tödliche Infektion durch Ärztin im Praktikum!«

Das Ende der Besprechung naht. Mir rutscht das Herz in die Hose, als mich mein Assistenzarzt in eine Ecke schleift. Er will mich bestimmt auf meinen Fehler hinweisen, mich vorwarnen.

Aber es stellt sich heraus, dass nicht ich einen Fehler gemacht habe, sondern eine andere Ärztin im Praktikum. Ich hab' zum Glück damit nichts zu schaffen. Dann berichtet er von ihrem Vergehen: Am Abend des Vortages war sie auf dem Flur einem Patienten begegnet, der unseren Chefarzt suchte. Da dieser aber nicht erreichbar war, schrieb sie ihm einen Zettel: »Ihr Patient, Herr XY, der in Zimmer 14bZ3 liegt, würde Sie gerne sprechen.« Das war alles. Das war die ganze Geschichte.

Das Drama.

Und ich sorge mich um meinen toten Patienten, meine akute Knochenentzündung, meine tödliche Blutvergiftung, meine untröstliche Witwe.

Dabei hat sich einfach nur ein Graukittel an einen Weißkittel gewandt, ohne die Hierarchieleiter zu beachten.

Das war alles?

Aber was soll's, ich hatte Glück: Ich war's nicht!

Arzt: »Also, die Patientin schläft jetzt.
Wer von den Anfängern hat noch nie eine Vagina abgetastet?«

Das lernst du nie!

Zwei Leitsprüche begleiten mich durch meine Anfangszeit: »Das lernst du nie!« Oder: »Spürst du das?« Sie können sich aussuchen, welcher Ihnen lieber ist.

Ich bin gerade im Praktischen Jahr, auf der Inneren.

Der Oberarzt kommt zu mir: »Hör mal, schau doch heute Nachmittag bei dem Mann auf Nummer 18 vorbei. Er hat eine gut tastbare Leber mit lauter Metastasen. Man kann den unteren Rand gut tasten und die Metastasen auch. Ich habe schon deinen Kollegen und deine Kollegin vorbeigeschickt. Die haben's beide gespürt.«

Ich werde unsicher: »Ähm …«

»Was ›ähm‹?«

»Nun, das ist nicht mein Patient. Ich bin für ihn nicht zuständig.«

»Aha. Und weil er nicht dein Patient ist, interessiert dich das Ganze nicht, oder was? Du bist Zimmer 1 bis 12 zugeteilt, also soll man dich mit Nummer 18 in Ruhe lassen, oder wie?«

»Nein, aber es ist doch … Weißt du …«

»Weißt du ›was‹?«

»Nein, nichts. Vergiss es. Es ist vielleicht zu kompliziert.«

In Wahrheit fürchte ich ›das‹: Was sollte ich ihm denn sagen? »Guten Tag, der Herr. Ich habe gehört, Sie sollen einen wahnsinnig tollen Leberkrebs haben. Es stört Sie doch nicht, wenn ich mir die Sache anschaue und nach den zwei anderen Kollegen, die Sie auch nicht kennen, ein wenig an Ihrem Bauch herumdrücke?«

Es würde nur zwei Minuten dauern. Vermutlich würde ich sie gleich spüren, die große Kugel, dann zufrieden nicken und mich mit einem freundlichen »Auf Wiedersehen« verabschieden. Er würde mich zwar nie wiedersehen, aber das wäre in diesem Moment zweitrangig.

Ich bin nicht auf Zimmer 18 gegangen, und für meinen Oberarzt bin ich deswegen für den Rest meines Praktischen Jahres ein unmotiviertes Weichei geblieben. Und ich bekam tatsächlich auch nie wieder Gelegenheit, eine metastasierte Leber zu tasten. Zumindest nicht bis heute.

Jetzt kann ich nur hoffen, dass ich es merken würde, wenn ich einem meiner Patienten die Leber abtaste und da etwas nicht stimmen sollte.

Patient: »Sie sind also Allgemeinmedizinerin?
Und was machen Sie sonst noch?«

Im Allgemeinen und im Besonderen

»Was sind Sie denn von Beruf?«

»Ärztin.«

»Aaaaah! Sieh mal einer an, was Sie nicht sagen! Und welches Fachgebiet?«

»Ich bin Fachärztin für Allgemeinmedizin.«

»Oh.«

»Allgemeinmedizin? Nein, nein, find' ich gut, Allgemeinmedizin. Das ist sehr gut! Das passt bestimmt gut zu dir. Wärst du nicht lieber Kinderärztin geworden?«

»Worin hast du dich denn spezialisiert?«
»Ich bin Fachärztin für Allgemeinmedizin.«
»Ah, da dauert die Ausbildung doch nur sechs Jahre, oder?«
»Nein, neun Jahre.«
»Aber muss man nicht wie die anderen Ärzte nach sechs Jahren für ein Jahr ins Krankenhaus?«
»Doch, aber danach macht man noch eine drei- bis dreieinhalbjährige Weiterbildung zum Facharzt für Allgemeinmedizin.«
»Ach so, ich dachte, das machen nur die spezialisierten Ärzte.«

»Es ist mir ja so peinlich, dass ich Sie das fragen muss. Ich weiß nicht, ob Sie das können. Aber ich habe den nächsten Termin beim Gynäkologen erst am 17., und ich brauche unbedingt mein Pillenrezept. Es reicht nicht mehr bis dahin.«

»Und macht dir das Praktikum in der Kinderheilkunde Spaß?«
»Ja, es ist ganz nett.«
»Wenn du dich spezialisieren möchtest, was würdest du dann machen?«
»Ich habe mich schon entschieden. Ich nehme Allgemeinmedizin.«
»Ich weiß ja, dass du dich schon festgelegt hast. Aber wenn du es dir noch mal aussuchen könntest, was würdest du dann machen?«

»Allgemeinmedizin.«

»Aber ich meine doch die Spezialisierung!«

»Wir haben keinen Termin beim Kinderarzt bekommen. In einer Woche muss er geimpft werden. Aber weil er über Nacht Fieber bekommen hat, dachte ich mir, ich komme wenigstens mal zu Ihnen. Aber dürfen Sie Kinder überhaupt untersuchen?«

»Kannst du einen Teil der Facharztausbildung bei deinem Hausarzt machen?«

»Nein, ich glaube nicht. Aber das ist nicht schlimm. Außerdem hätte ich davor zu viel Angst.«

»Ach ja? Wieso das denn?«

»Weißt du, ich bewundere ihn wirklich sehr. Ich hätte viel zu viel Angst, dass ich ihn enttäuschen würde ...«

»Ihn enttäuschen? Wie denn? Mit der Diagnose von Magenverstimmungen und Erkältungen?«

Krankenhaus-Überlebensregel Nr. 1:
Laufe niemals über frisch gewischte Böden!

Gruppendynamik

Auf den allermeisten Stationen, auf denen ich Dienst tat, mochten mich die altgedienten Kollegen. Es lag an meinen

Heldentaten, meinen wahrhaft heldenhaften Heldentaten. Als da wären:

Ich grüße.

Ich grüße und lächle dabei sogar.

Wenn irgendwo gewischt wurde und der Boden noch nass ist, marschiere ich nicht einfach durch, nach dem Motto: »Ich bin Arzt, ich habe Wichtigeres zu tun, als auf solche Kleinigkeiten zu achten.« Sondern ich gehe außen rum. Außerdem sage ich »bitte«, wenn ich etwas haben möchte.

Aber im Ernst:

Ich habe schnell gelernt, dass eine Krankenschwester mit langjähriger Berufserfahrung mehr Ahnung hat als ich Anfängerin. Daher höre ich mir ihre Ratschläge und Überlegungen gerne an.

Ich weiß auch, dass das Pflegepersonal häufig besser über den Patienten informiert ist als der Arzt. Denn zum Arzt sagt der Patient: »Nein, nein, es geht mir gut.« Doch der Schwester gesteht er: »Ich habe Schmerzen«, »Ich habe Verstopfung«, oder »Ich will nicht in dieses Krankenhaus, das ist viel zu weit weg von meiner Wohnung«.

Ich bewundere die Schwestern und Pfleger, weil ihr Engagement meist weit über die Umsetzung der ärztlichen Anweisungen hinausgeht. Sie verbringen den ganzen Tag mit den Patienten, kennen ihre Schmerzen, ihre Fragen, ihre Klagen. Wir verstecken uns doch nur hinter unseren Akten und Zahlen, während sie das Kanonenfutter in der Notaufnahme sind, die die Wut der Patienten zuerst trifft. Gegenüber Schwestern und Pflegern zeigen sie keinerlei Hemmungen, sehr wohl aber uns gegenüber, denn wir sind ja der Herr oder die Frau »Doktor«. An Schwestern und Pflegern entlädt sich auch der Zorn, wenn die Leute zu lange warten müssen. Dabei warten sie auf uns!

In der Notaufnahme müssen sie den Fall beurteilen und entscheiden, ob sie uns rufen oder nicht. Eine schwierige Aufgabe, die einiges an medizinischen Kenntnissen erfordert. Sie lenken unsere Aufmerksamkeit auf den Kleinen, »dem es gar nicht gutgeht«, und retten ihm dadurch nicht selten das Leben. Sie sind unsere Augen, Ohren, ja, unser Adrenalinspiegel. Die Lorbeeren aber heimsen wir ein.

Erst kürzlich hat mich eine Schwester vor dem Richter bewahrt. Sie machte mich darauf aufmerksam, dass ich dem Patienten eine 40-fache Überdosis Laktulose verordnet hatte, das die Magen-Darm-Passage erleichtert. Ich konnte meinen Irrtum gerade noch korrigieren.

Wenn es also Mediziner gibt, denen das unter Ärzten übliche »Hey, Kleine, du stehst meilenweit unter mir« fremd ist, würde ich mich zu ihnen zählen. Trotzdem kommt es manchmal zu Konflikten, weil man es mit Leuten zu tun hat, die zu oft für dumm verkauft wurden, oder einfach mit Idioten.

Häufig steckt hinter solchen Anfeindungen nur eine völlig unsinnige Form von Konkurrenzdenken wie: »Ha, der Assistenzärztin werd' ich schon noch zeigen, dass ich mehr Ahnung hab' als sie.«

Dabei muss mir eine Krankenschwester gar nicht beweisen, dass auch sie Ahnung von Medizin hat. Es ist nicht nötig, jede meiner Verordnungen akribisch auf Fehler zu überprüfen. Und wenn sie fündig wird, es triumphierend hinauszuposaunen. Wir könnten doch einfach miteinander reden, schließlich wollen wir beide das Beste für den Patienten. Ohne Konkurrenzgebaren, ohne Hintergedanken, ohne Untertöne, ohne sinnlosen Klassenkampf. Einfach reden. Als Team.

Krankenschwester: »Aber Madame, Sie müssen den Slip ablegen, wenn Sie mit dem Herrn Professor sprechen.«

Im Zirkus

Ich hege ja nicht gerade große Ambitionen bezüglich meiner Karriere. Das heißt, eigentlich finde ich, dass meine Ziele hoch genug gesteckt sind: eigene Praxis, Patienten, die mir vertrauen und mich für eine gute Ärztin halten. Meine Kollegen wollen da meist höher hinaus.

Ich will überhaupt nicht Oberärztin werden oder gar Professorin. Ich will auch nicht Tausende Zusatzdiplome, die aus mir eine Allgemeinmedizinerin mit Spezialisierung machen: auf Venenerkrankungen, Ernährungsmedizin oder Notfallversorgung.

Aber manchmal träume ich doch davon, die große Chefärztin zu sein und alle nach meiner Pfeife tanzen zu lassen. Dann würde ich meinen Leuten endlich all das vorschreiben, was so viele von uns immer wieder vergessen. Ja, sie müssten alle:

– anklopfen, bevor sie ein Krankenzimmer betreten. Immer. Sonst flögen sie raus. Jaaaaaaaa! Einfach so, ruck, zuck! Denn dann bestimme ich.
– die Patienten mit ihrem Namen ansprechen und nicht »die Oma« sagen oder »die Leberzirrhose von 5«.
– Patienten direkt ansprechen, statt von ihnen in der dritten Person zu reden. Vor allem in ihrer Gegenwart.
– sich vorstellen. Sie müssten den Patienten sagen, wer sie sind und was sie jetzt gleich mit ihnen machen werden.
– Patienten, die nackt daliegen, zudecken.

Außerdem hätte meine Truppe ein Extrabudget für Kittel. Sie müssten nicht mehr die krankenhauseigenen Kittel mit ständig fehlenden Knöpfen tragen, sondern welche mit Druckknöpfen, so dass man den Kittel anständig schließen kann.

Überhaupt stünden auf meiner To-do-Liste all die Kleinigkeiten, die uns so wenig kosten, für den Patienten aber einen Riesenunterschied machen. Denn es ist schrecklich, wenn man in seinem Zimmer liegt und jeder einfach hereinplatzt, während man sich wäscht, Pipi macht oder sich die Eier kratzt. Gut, man weiß ja, dass man – meistens – nur vorübergehend im Krankenhaus ist. Es ist nicht wirklich das *eigene* Zimmer. Im Krankenhaus sind nun mal Ärzte und Krankenschwestern zu Hause. Und bestimmt gab es in diesem Jahr schon 124 andere Patienten auf Nummer 12.

Aber es ist und bleibt einfach schrecklich, wenn man bei vollem Bewusstsein in seinem Bett liegt und der Arzt bei der Visite die Krankenschwester fragt statt den Patienten selbst: »Geht es ihr gut?« Oder: »Hat er schon Wasser gelassen?« Oder wenn die Krankenschwester einem nach fünf Minuten die Urinflasche wegnimmt, während man sich doch so um Diskretion bemüht hat und sogar unser Zimmernachbar gnädigerweise so getan hat, als würde er schlafen. Nein, er hat nicht Pipi gemacht. Aber er lauert auf die nächste Gelegenheit, um sich aus dem Bett zu stehlen und sich endlich mal wieder auf der Toilette zu entleeren wie eine erwachsene Person. Ob wohl daher die Harnverhaltung kommt?

Es wird Zeit, die Patienten ernst zu nehmen. Stellen Sie sich doch mal vor, Sie bekommen einen Ultraschall von einem Typen, der höchstens sechsundzwanzig ist. Er kommt herein, runzelt die Stirn, schnappt sich die Sonde und fährt dreißig- oder vierzigmal über dieselbe Stelle. Währenddessen liegen Sie da, das Ganze dauert jetzt schon eine Dreiviertelstunde, aber der Knabe spricht kein Wort und erklärt nichts. Dann zögert er, steht schließlich auf und sagt: »Gleich kommt noch ein Kollege vorbei, der sich das anschaut.« Würden Sie so einem Typen nicht auch am liebsten antworten: »Hör mal, Kleiner, mir ist schon klar, dass du noch übst. Das stört mich auch nicht. Es ist ja wichtig, dass du das lernst. Aber es wäre nett gewesen, du hättest dich kurz vorgestellt, mir gesagt, dass du Student bist und den Ultraschall erst noch üben musst. Du hättest mich vorher fragen können. Ich hätte bestimmt ja gesagt.«

Denn im Krankenhaus, wo die Belegschaft alle acht, zwölf oder vierundzwanzig Stunden wechselt, weiß der Patient gewöhnlich bald nicht mehr, wer wer ist.

Was für uns ganz offensichtlich ist (»Ich bin Arzt, das sieht doch jeder!«) und wir deshalb nicht mehr erwähnen, das ist für den Patienten neu. Er weiß nicht, dass der Arzt im Praktikum unter dem Assistenzarzt steht. Oder dass diese nette Dame da die Hebamme ist. Daher sollten wir uns den Patienten regelmäßig vorstellen.

Schließlich ist das Krankenhaus eine Welt für sich. Eine Welt mit einer geheimnisvollen Sprache, die Ängste weckt. Wir, die hier arbeiten, haben ein Leben lang Zeit, uns daran zu gewöhnen. Die Patienten aber landen von einem Tag auf den anderen in dieser Welt. Sie sind krank und geschwächt. Und sie haben Angst.

Patient: »Ich habe einen Durchfall, das können Sie sich gar nicht vorstellen. Das ist eigentlich mehr ein Wasserfall!«

Ansonsten ist der Patient ohne Befund

Manchmal ist es gar nicht so leicht, bei der Sache zu bleiben.

Es ist mitten im Winter. Die Nacht neigt sich dem Ende zu. Magen-Darm-Grippe grassiert – es ist eine echte Epidemie, dazu haben wir auch noch zwölf Hexenschüsse. Es ist jetzt gar nicht mehr so leicht, bei der Sache zu bleiben, schon fängt man an, den Patienten die Diagnose »anzusehen« und sie weniger gründlich zu untersuchen.

Durchfall? Ach, schon wieder eine Gastroenteritis.

Das sechste Kind, das hustet, obwohl der Doktor ihm gestern erst etwas verschrieben hat? Nun, es gibt immer noch Leute, die glauben, wir in der Notaufnahme haben Zauberpillen, die binnen 24 Stunden jeden Schnupfen wegzaubern.

Man legt das Stethoskop an, weil man das eben so macht. Bestimmt schon dreißigmal heute. Doch dann muss man tatsächlich hinhören, und zwar mit den eigenen Ohren. Nicht nur so tun, als konzentriere man sich auf die Geräusche. Manchmal vergisst man das.

Weil man sieht, dass das Kind lächelt, dass es kein Fieber hat, aber eine Rotznase. Weil man seine Eltern kennt, die so oft in die Notaufnahme gehen wie zu McDonald's. Weil man zu wissen glaubt, dass man nichts hören wird.

Weil man den Bauch eines Menschen, der wegen Ohrenschmerzen kommt, weniger gründlich abhört als den eines Menschen mit unklaren Bauchschmerzen. Weil man mit dem Kopf schon längst woanders ist.

Weil man beim Abhorchen des Bauches vielleicht schon überlegt: Antibiotika oder nicht?

Doch zwischen all den Patienten, denen es eigentlich gutgeht und die auch gut aussehen, zwischen all jenen, denen es schlechtgeht und die schlecht aussehen, gibt es am Ende auch die, denen es schlechtgeht, die aber trotzdem gesund aussehen.

Eigentlich wollten wir uns schon den Eltern zuwenden und ihnen eine Standpauke halten, weil sie uns wegen so einer Kleinigkeit behelligen, da hören wir doch noch das verräterische Pfeifen in der Lunge.

Manchmal ist es auch keine Gastroenteritis, sondern eine ausgewachsene Blinddarmentzündung.

»Wenn Sie als Mediziner klappernde Hufe in der Ferne hören, dann ist es meist ein Pferd und kein Zebra«, pflegte unser Prof immer zu sagen.

Nun, aber manchmal ist es eben auch ein Zebra.

Eltern: »Er ist nicht ganz pflegeleicht.
Er isst alles: Reis, Nudeln, Pommes frites.«

Ärztliche Autorität

Die Dame bringt ihre Tochter zu mir. Sie ist etwa zwei Jahre alt und hat Bauchschmerzen, weil »es« nicht geht.

Nach der Untersuchung – bei der ich den Bauch ein bisschen massiert habe – will die Kleine Kaka machen. Und siehe da: Das Bauchweh ist weg. Heilung durch Handauflegen, könnte man sagen. Wow, was bin ich gut.

Die Mutter sagt daraufhin im selben Tonfall, in dem man sich über das Wetter beschwert oder über die zu hohen Steuern: »Wissen Sie, sie hat dauernd Verstopfung. Kein Wunder, sie isst ja nur Bonbons.« Dann hebt sie anklagend die Hände zum Himmel: »Den gaaaaanzen Tag!«

Als hätte die Kleine einen genetischen Defekt, der sie sich von morgens bis abends Bonbons in den Mund stopfen lässt. Fast hätte ich eine bissige Bemerkung gemacht, aber es stimmt schon: In dem Alter sind sie schwierig. Sie kuscheln sich an dich mit großen Augen und sagen: »Mama, ich mag dich.« Und kaum dreht man ihnen den Rücken zu, schnappen sie sich die Dreiradschlüssel, um beim Dealer um die Ecke Gummibärchen und Drops zu kaufen.

Doch ich halte mich zurück und konstatiere aus rein medizinischer Sicht: »Natürlich, wenn man den ganzen Tag nur Bonbons isst, ist das nicht gesund!« Da dreht sich die Dame zu ihrer Tochter um, zeigt mit dem Finger auf mich und ruft: »Siehst du! Hast du gehört, was der Doktor sagt?«

Die Kleine ist zwei!

Aber bestimmt hört sie auf den Doktor! Ganz sicher!

Patient: »Bei mir ist das komisch. Wenn ich Kaffee trinke, muss ich immer aufs Klo. Dabei soll er einen doch nervös machen, oder?«

Oh göttlicher Kaffee!

Nicht alles kann man aus Büchern lernen. Zum Beispiel die geheimen Regeln des Krankenhausbetriebs. Speziell die in der Notaufnahme geltenden.

Es ist fünf Uhr morgens. Ich habe nicht geschlafen. Ich hatte ein paar schwierige Fälle. Mein Chef hatte sich hingelegt, und ich befand mich mehrmals in einem Gewissenskonflikt, ob ich ihn wegen einer typischen Anfängerfrage wirklich wecken soll. Ich bildete mir ein, mich nun endlich hinlegen zu können, als zwei Patienten hereinschneiten.

Die Schwestern sitzen beim Kaffeetrinken. Jede hat eine Kleinigkeit dabei, und da es gerade ein bisschen ruhiger ist, gibt es Kaffee und Schokoladenkuchen.

Mit vollendeter Höflichkeit und einem Lächeln bis zu den Ohren frage ich sie, ob ich vielleicht auch eine Tasse haben könnte.

Nein, heißt es.

Ich lache. Ich halte das Ganze für einen Witz. Hahaha, der war gut.

Dann merke ich, wie streng sie gucken. Pikiert und mit gerunzelten Brauen sehen sie mich an.

Äh, nein? Im Ernst nicht? Wirklich nicht, obwohl ihr eine volle Kaffeekanne vor euch stehen habt? Obwohl ich nett und höflich gefragt habe? Obwohl wir gemeinsam Nachtschicht gemacht und die letzten sechs Stunden durchgearbeitet haben? Nein?

Allmählich aber erschließen sich mir die feineren Zusammenhänge. Der Kaffeegenuss des Krankenhauspersonals unterliegt einem unumstößlichen Reglement.

Irgendwann fällt mir das Schloss am Schrank rechter Hand auf, in dem die Mitarbeiter der Tagschicht ihre Sachen verstauen.

Irgendwann merkt man, dass die Tagschicht ihren Kaffee aus einer grünen Kanne trinkt, die Nachtschicht aus einer schwarzen.

Im Vorbeigehen schnappt man Gesprächsfetzen auf, aus denen man erfährt, dass XY seinen Anteil immer noch nicht gezahlt hat oder dass YX Filtertüten aus dem falschen Schrank genommen hat.

Irgendwann fällt einem auf, dass auch der Schrank in der Mitte mit einem Vorhängeschloss abgesperrt ist.

Und man versteht, dass Kaffee Krieg heißt.

Kaffee ist ein Symbol.

Um den Kaffee ist es etwas nahezu Mythisches geworden.

Doch wenn man keine Tasse Kaffee kriegt, wenn einem diese mageren 250 ml Bohnenbrühe verweigert werden, obwohl man niemandem was getan hat, obwohl man echt fertig und die Nacht noch lang ist, dann hat man gute Lust, einen Fünfer aus der Tasche zu ziehen, ihn vor der Augenbrauenrunzlerin auf die Tischplatte zu knallen und ihr entgegenzuschleudern: »Da, ich zahl ihn dir ja, deinen Kaffee!«

Erst später erkennt man, dass es im nächsten Krankenhaus genauso abläuft.

Und im übernächsten auch.

Und im überübernächsten.

Von da an bringt man als Praktikant brav sein halbes Pfund Kaffee mit – sozusagen ein Opfer an die Kaffeegötter.

Eltern: »Jetzt wein doch nicht.
Die Frau ist doch kein Doktor.
Das ist nur eine ganz nette Tante!«

Wenn du nicht ruhig bist, gibt dir die Frau eine Spritze

Ich hasse Eltern.

Okay, nicht alle Eltern. Und natürlich nicht meine eigenen, was ja schon mal gut ist. Trotzdem wächst meine persönliche Sammlung der hassenswerten Exemplare von Tag zu Tag. Auf der schwarzen Liste stehen unter anderem:

Eltern, die ihr Kind nicht zu Wort kommen lassen:

Dabei ist es egal, ob die Kinder sieben, zehn oder fünfzehn Jahre alt sind. Als Kind habe ich jeden Arzt gehasst, der von meiner Mutter wissen wollte, ob *mir* etwas weh tat. Ich war vielleicht erst acht, aber ich besaß Ohren, ein Gehirn, eine Zunge und konnte damit auch schon ganz gut umgehen.

»Wie alt bist du?«

»Er ist fünf.«

»Und wo tut's dir weh?«

»Er hat Bauchschmerzen. Nicht wahr, mein Liebling, du hast doch Bauchschmerzen? Und seit gestern hat er auch noch Fieber! Ich fürchte fast, er kriegt *mir* eine Angina.«

Man könnte fast meinen, die gute Frau hat selbst eine Mandelentzündung. Schrecklich, nicht wahr? Der eigenen Mutter schon mit fünf Jahren so etwas anzutun!

Eltern, die lügen:

Das Kind hat seit drei, zwölf oder vierundzwanzig Stunden Fieber. Oder es hat seit neun Tagen Bauchschmerzen. Ich versuche so unschuldig wie möglich zu klingen, wenn ich meine Frage stelle: was der Hausarzt denn gesagt hat, bevor man sich dazu entschloss, in die Notaufnahme zu fahren.

Aber natürlich war man gar nicht erst beim Hausarzt, weil
- er nicht da ist.
- er nicht da ist.
- er in Urlaub ist.
- er nicht da ist.
- er keinen Termin mehr hatte.
- er tot ist.
- er nicht da ist und keinen Termin mehr hatte. Außerdem ist er wahrscheinlich tot.

Eltern, die nicht lügen:

Das Kind hat seit drei, zwölf oder vierundzwanzig Stunden Fieber. Oder es hat seit neun Tagen Bauchschmerzen. Ich versuche so unschuldig wie möglich zu klingen, wenn ich meine Frage stelle: was der Hausarzt denn gesagt hat, bevor man sich dazu entschloss, in die Notaufnahme zu fahren.

Aber natürlich war man gar nicht erst beim Hausarzt, weil
- er erst um 19 Uhr den nächsten Termin frei hatte, und um diese Uhrzeit kann ich nun wirklich nicht.
- das Kind so schnell wie möglich untersucht werden sollte.
- man das Kind zum Spezialisten bringen wollte. (Kein Witz. Ich mache mein Praktisches Jahr, bin also noch nicht einmal Allgemeinmedizinerin.)

– das Kind eine Röntgenaufnahme braucht.
– man immer hierherkommt. (Aha!)
– man ja gestern dort war, aber was er verschrieben hat, nichts nützt. (Was uns zur nächsten Kategorie von Eltern bringt.)

Eltern, die von mir erwarten, dass ich ihren Mangel an Erziehung kompensiere:

Der Hausarzt hat das Kind am Vortag gesehen, eine Diagnose gestellt, eine bestimmte Behandlung verordnet, aber

– er will das Antibiotikum nicht nehmen! (»Er will es nicht nehmen ...« Dieser Satz stimmt mich immer etwas nachdenklich.)
– er stellt sich immer so an, wenn man ihm die Nase putzen will. (Ach, und was soll ich jetzt tun? Die neue Super-Therapie gegen Schnupfen erfinden, bei der man sich nicht mehr schnäuzen muss?)
– er will die Elektrolytlösung nicht trinken. Er will seine Cola! (Okay, stillhalten! Wir werden seine Maulsperre mit einer ordentlichen Dosis ärztlicher Autorität durchbrechen!)

Ihre Brüder und Schwestern im Geiste:

Alle, die es mir überlassen, sich mit ihrem Balg herumzuärgern, und während es mich tritt, einfach danebenstehen und es lächelnd ermahnen: »Aber, aber. Das macht man aber nicht beim Doktor!«

Und natürlich alle, die ihre Kinder für dumm verkaufen wollen:

- »Jetzt sei endlich ruhig. Sonst gibt dir die Frau eine Spritze!« (Vielleicht, vielleicht auch nicht. Aber ich habe noch ein paar ganz andere Dinge auf Lager …)
- »Jetzt mach schon den Mund auf! Die Frau gibt dir gleich ein Bonbon!« (Ähm … nein?)
- »Ich verspreche dir, es gibt hier keine Spritze.« (Doch, da drüben liegt sie.)
- »Ich verspreche dir, es tut nicht weh.« (Nun ja, vielleicht doch …)

Patient: »Es dauert nicht lang. Ich wollte nur ein paar Antibiotika, falls ich krank werden sollte.«

Der schlechte Ruf

Mein Kopf ist einfach eine Katastrophe. Mein Gedächtnis merkt sich nur, was ihm Spaß macht, und das ist meistens völlig unnützes Zeug. Zum Beispiel kenne ich vermutlich einige Tausend Chansons auswendig. Wirklich, ich bin die reinste Jukebox. Werfen Sie eine Münze ein, und wünschen Sie sich ein Lied. Voilà, schon trällere ich los.

Aber wehe, man fragt mich aus heiterem Himmel nach einem Makrolid-Antibiotikum, dann muss ich passen. Dann ist da gar nix.

Als Nichtmediziner werden Sie jetzt vielleicht ungläubig den

Kopf schütteln. Als Mediziner aber verfallen Sie angesichts so viel Ignoranz vermutlich in Lähmungsstarre.

Aber leider stimmt es: Ich und Wirkstoffklassen – das passt einfach nicht zusammen.

George Brassens geht dagegen jederzeit, da kenne ich jede Zeile. Sogar auf einem Bein stehend und mit geschlossenen Augen.

Antibiotika? Nein, Liebling, heute nicht. Ich habe Migräne.

Da ich aber zu allem Überfluss auch noch weiß, dass ich nichts weiß, überfällt mich regelmäßig Panik, und mein Gehirn wird erst recht zu Mus, einem Neuronengelee. Ich kann mich genau erinnern, dass ich die verschiedenen Klassen irgendwann mal gelernt habe. Irgendwo in meinem Kopf ist diese Information gespeichert. Aber ich weiß einfach nicht mehr, wo.

Natürlich kenne ich die Antibiotika, die man bei häufig vorkommenden Krankheiten verschreibt. Und doch passiert es mir, dass ich sechs Monate lang in derselben Abteilung Dienst tue, dort immer mit denselben Krankheiten zu tun habe und mir trotzdem nicht einfällt, ob man hier jetzt Rocephin oder Erythromycin geben sollte. Was müssen auch beide mit »in« aufhören?

Den Aufräumtrick habe ich auch schon ausprobiert, aber ich kann diese Namen leider nicht in hübschen kleinen Schubladen mit hübschen kleinen Schildchen ablegen.

Das Ganze ist so wahnsinnig kompliziert, weil es unendlich viele Krankheitserreger gibt und unendlich viele Antibiotika. Deshalb werden die Erreger in einzelne Familien und Gattungen unterteilt. Die Antibiotika auch, wobei man die Familie eines Medikaments »Klasse« nennt. Bestimmte Medikamentenklassen wirken gegen bestimmte Erregerfamilien. Das ist das »Wirkungsspektrum« des Antibiotikums. Und dann haben sie auch noch eine ganze Bandbreite von lustigen Eigenschaften, die man als Mediziner kennen sollte: Wirkungsweise, Vorliebe für dies oder jenes Organ, unerwünschte Nebenwirkungen, Abbaugeschwindigkeit und Art der Einnahme (oral, intravenös oder intramuskulär). Manche Antibiotika haben auch Kumpel, und das sollte man wissen. Denn wenn man gegen ein Antibiotikum allergisch ist, dann vielleicht auch gegen die anderen aus seiner Clique. Und nicht zuletzt kommt es auf die Dosierung an. Verkompliziert wird die Sache dadurch, dass ein und dasselbe Medikament unter verschiedenen Bezeichnungen im Handel ist. Es hat verschiedene Handelsnamen und einen Wirkstoffkomplex. Sonst wär's ja nicht so lustig.

Wenigstens kann ich mir – an guten Tagen jedenfalls – merken, dass das gewünschte Medikament auf »-cillin« endet. Also gehört es vermutlich zur Klasse der Penicilline. Was mir nur bedingt weiterhilft, denn mit deren Wirkungsspektrum kenne ich mich nicht so gut aus. Entweder habe ich es auswendig gelernt – und schematisch behalten –, Krankheit X = Medikament Y oder es geht nichts.

»Du brauchst doch nur ein Makrolid für Atemwegserkrankungen zu verschreiben.« Das höre ich oft – und ich weiß, man meint es gut mit mir. Aber ich kann gar nicht bis drei zählen, so schnell hat sich mein Gehirn mal wieder in Matsch verwandelt.

Natürlich, denke ich dann, alles klar, Makrolid mit Wirkungsschwerpunkt Atemwege. Wird sofort gemacht, verehrter Kollege.

Ich würde ja zu gerne mal wissen, weshalb all die klugen

Wissenschaftler, die Antibiotika herstellen, die Dinger nicht einfach »Nasilin« oder »Anginin« nennen können. Das würde mir das Leben wirklich sehr erleichtern.

Gott und Louis Pasteur wissen, wie viel Mühe ich mir gebe. Ich lese, lese noch mal, lerne, verlerne, lerne wieder. Ich habe sogar schon versucht, die Medikamentennamen in meine Chansons einzubauen. Doch das ist gar nicht so leicht, wenn jeder einzelne Name auf »in« endet.

Wenn ich meine Kollegen über eine Behandlung reden höre, wie sie nach dem bestmöglichen Antibiotikum für eine Erkrankung suchen, ohne in ein Buch gucken zu müssen, wenn ich sie über das Wirkungsspektrum diskutieren höre, über das Wirkungsoptimum … Wenn ich mitbekomme, wie sie auswendig wissen, dass man in Dritt-Therapie bei diesem Keim jenes Medikament ausprobiert habe, weil es schon Resistenzen gegen ein anderes gegeben habe und die Nebenwirkungen dieser Klasse bei einer Lungeninsuffizienz untragbar seien … Dann komme ich mir regelmäßig vor wie der glücklose Joey in *Friends*. Ich nicke bedächtig mit dem Kopf und setze eine besorgte Miene auf, während in meinem Gehirn die Silben Ringelreihen miteinander tanzen.

Manchmal träume ich von einer Welt, die so einfach strukturiert ist wie die Fallbeispiele in den Studien. Eine Welt, in der man im Brustton der Gewissheit verkündet: »Schmerzmittel, Massagen und Antibiose.«

Lange Zeit glaubte ich ja, dass es eines Tages wirklich so sein würde. Mittlerweile habe ich da so meine Zweifel. Ich leide mittlerweile nämlich an einer schweren Beipackzettel-Abhängigkeit. Möglicherweise lasse ich mir irgendwann die wichtigsten Wirkstoffe plus Anwendungsgebiet auf den Unterarm tätowieren.

So viel zu meinen Kämpfen mit den Antibiotika. Von meinen anderen Freunden, den Hypertonika, erzähle ich ein andermal.

Patient: »Ich will nur ein neues Rezept.
Der Diabetologe hat erst Ende Mai wieder einen Termin frei.«

Tödliche Gewissheit

Eines Tages werde ich jemanden ins Jenseits befördern. Unweigerlich. Ja, zwangsläufig. Ohne Witz, wie man immer sagt, wenn man es besonders ernst meint.

Denn irgendwann werde ich einmal »mein Möglichstes getan« haben, und der Patient stirbt trotzdem. Nicht, weil ich ihn nicht retten konnte, sondern weil ich ihn getötet habe. Schon rein statistisch gesehen kann ich dem Tag nicht entkommen, an dem meine Nachlässigkeit oder meine Unwissenheit einen Patienten das Leben kosten wird – einen Patienten, den jemand anderer gerettet hätte.

Natürlich macht mir das nicht gerade Mut.

Viele behaupten, das sei Berufsrisiko oder: »Klar, das kann passieren, dafür retten Sie anderen das Leben.«

Doch so einfach ist das nicht. Gut, einerseits stimmt das schon, andererseits aber …

Insgesamt gesehen, rette natürlich auch ich Leben. Trotzdem ist es für eine Allgemeinmedizinerin gar nicht so einfach zu sagen: »Diesem Mann habe ich das Leben gerettet. Ich ganz allein.«

In der Notaufnahme kann der Arzt nach einer erfolgreichen Reanimation mit Fug und Recht behaupten: »Ich habe ihn gerettet.« Das gilt auch für Chirurgen, die schwierige Operationen durchführen. Oder für den Geburtshelfer, der ein Kind zur Welt bringt, das sonst vielleicht nicht überlebt hätte.

Als Allgemeinmedizinerin überwache ich aber nur den Gesundheitszustand meiner Patienten. Wenn mich etwas beunruhigt, schicke ich sie ins Krankenhaus oder zu einem Spezialisten. Ich erkläre, stelle fest, verschreibe dies oder jenes Medikament nicht, weil ich es für schädlich halte. Natürlich, wenn man die Gesamtheit meiner Patienten und ihre ganze Krankengeschichte betrachtet, habe ich dem ein oder anderen das Leben gerettet. Aber ich kann nicht wirklich sagen, welchem.

Wenn ich etwas übersehe, könnte für meinen Patienten vielleicht jede Hilfe zu spät kommen.

Wenn ich jemanden in die Notaufnahme schicke, dann übergebe ich anderen die Verantwortung für meinen Patienten.

Genau das macht die Sache so schwierig: Selbst wenn mir kein Behandlungsfehler unterläuft, wenn ich dreißig Jahre lang alles richtig mache, könnte man im Nachhinein nur schwer feststellen, was ohne mein Bemühen gewesen wäre.

Ich sorge dafür, dass meine Patienten sich besser fühlen, und das wissen sie auch. Ich kann heilen, kann lindern, und für mich ist das mindestens genauso wichtig, wie sich sagen zu können: »Diesem Menschen habe ich an jenem Tag das Leben gerettet.«

Leider vergessen das auch meine Kollegen immer wieder. Sie sind sich zwar bewusst, dass sie ein paar Leuten – vermutlich – zu einem längeren Leben verholfen haben. Aber wenn man sie fragt, fallen ihnen diejenigen, die sie verloren haben, immer zuerst ein.

Ich fürchte mich jetzt davor, dass es auch mir eines Tages so ergehen wird. Statistisch gesehen, wird dieser Tag kommen.

Patient: »Es hat angefangen, warten Sie mal,
bevor es zum ersten Mal geschneit hat. An einem Dienstag.«

Mitwirkung erwünscht

Ich bin keine Hellseherin. Alles, was ich unter Umständen Ihren Eingeweiden entnehmen kann, ist, dass es schon zu spät ist. Ich wäre zwar wirklich gerne Hellseherin, aber mein Wahlfach an der Uni war »Ethik der Medizin«, und man kann nun mal nicht alles haben. Daher bräuchte ich dann und wann Ihre Hilfe, wenn ich versuche, eine Diagnose zu stellen. Nicht viel, nur ein ganz kleines bisschen.

Meine Damen! Ihr Erstaunen, wenn Sie mit starken Bauchschmerzen in die Praxis kommen und ich Sie auch nach anderen Symptomen frage, kann ich ja noch verstehen. Wenn Sie aber zu mir kommen, weil Ihre Blutung unregelmäßig ist, dann wäre es wirklich hilfreich, wenn Sie mir sagen könnten, wann Sie Ihre letzte Blutung hatten. Es würde schon genügen, wenn sie einfach ein Datum schätzten und einen annähernd richtigen Termin angäben. So im Großen und Ganzen. Pi mal Daumen. Raten tut's im Notfall auch, aber irgendein Datum brauche ich. Ich weiß ja, diese Fragen sind nicht besonders angenehm, geschweige denn romantisch. Aber beim Arzt ist es leider nicht wie beim kleinen Prinzen, hier muss man ganz und gar erwachsen sein und Zahlenangaben machen können.

»Ziemlich oft« hilft mir nicht weiter, wenn ich Sie frage, wie häufig eine bestimmte Beschwerde oder ein Symptom aufritt.

»Ach, ziemlich lange« als Antwort auf die Frage, wie lange das jetzt schon dauert, ist leider ebenso wenig nützlich. Übrigens, auch ein »Ach, ich glaube, seit wir in der Bretagne waren« ist nicht viel besser.

Bitte helfen Sie mir, sonst werde ich nämlich rebellisch und schreibe Ihnen ein Rezept »für ein Medikament«, das Sie »ein paarmal pro Tag über einen ziemlich langen Zeitraum hinweg« einnehmen müssen. Mit so einem Rezept würden Sie vermutlich schleunigst den nächsten Arzt aufsuchen, um sich von ihm vernünftig behandeln zu lassen. Aber ich muss Sie warnen: Wenn Sie den Arzt wechseln, weil meine Behandlung »irgendwie« nicht anschlägt, kann der auch nicht viel für Sie tun. Wenn Sie ihm nur sagen können, dass Sie von mir »Tropfen« bekommen haben, gilt das Gleiche. Gut, wird er dann vermutlich denken, dann probieren wir eben was anderes. Wenn Sie Pech haben, sagt er Ihnen: »Na ja, Tropfen, die wirken halt nicht. Nehmen Sie besser eine Kapsel.«

Ebenso wenig hilft es uns, wenn der Patient mitteilt: »Ich habe ein Antibiotikum bekommen.«

Es interessiert nicht, ob Sie »ein Antibiotikum« nehmen. Die Frage ist vielmehr, welches.

Deswegen möchte ich dieses Kapitel mit einem gutgemeinten Ratschlag für alle Patienten beenden. Sie sollten Ihrem Arzt exakt sagen können, welche Medikamente Sie wie oft beziehungsweise über welchen Zeitraum nehmen. Wenn Sie diese Informationen nicht behalten können, empfehle ich Ihnen immer einen kleinen Zettel dabeizuhaben, auf dem Sie das Wichtigste notiert haben.

Wenn Ihre Mutter oder Ihre Großmutter kein besonders gutes Gedächtnis mehr haben, sollten Sie sie entsprechend unterstützen. Glauben Sie mir, der nächste Arzt in der Notaufnahme, der Ihre Mutter oder Großmutter behandelt, wird Ihnen unendlich dankbar sein. Aber das ist noch lange nicht das Beste. Denn möglicherweise retten Sie damit einem Menschen, der Ihnen sehr nahesteht, sogar das Leben.

Eine Unterhaltung: »Ach, wissen Sie, Kranksein nützt ja gar nichts.« »Wofür?« »Fürs Gesundsein.« »Ja, das ist wahr.«

Eine gute und eine schlechte Nachricht

Eigentlich habe ich gerade Dienst in der Notaufnahme, aber der Piepser ruft mich auf eine der Stationen.

Es ist ein Todesfall, aber diesmal ruft man nicht, um den Tod festzustellen. Man ruft mich, weil die Familie des Verstorbenen mit dem Arzt sprechen will. Und der Arzt bin an diesem Abend ich.

Ich nehme den Aufzug. Ich drücke auf den Knopf und fahre hinauf zu einer Station, auf der ich sonst nie bin. Ich komme in eine Abteilung, die ich nicht kenne. Dort werde ich mit Menschen, die ich noch nie gesehen habe, über den Tod eines Patienten sprechen, den ich ebenfalls nie zu Gesicht bekommen habe. Toll.

Die Krankenschwester erwartet mich am Eingang zur Station und führt mich zum Zimmer des Patienten. Auf dem Weg dorthin erkundige ich mich nach dem Hergang, und sie klärt mich auf.

Ein erwarteter Todesfall, wie wir dazu sagen – natürlich nicht, weil wir Wetten abschließend und Popcorn mampfend auf den Eintritt des Todes warten, sondern weil er in diesem Fall absehbar und unvermeidlich war. Es war ein sehr alter Herr mit einem sehr alten Krebs, und beide hatten zahllose Sprösslinge.

Die vielköpfige Familie des alten Herrn wartet nun auf mich. Sie sind kein bisschen aggressiv. Sie möchten mit dem Arzt sprechen, weil sie es einfach nicht fassen können. Sie stellen mir zahllose Fragen: Woran er gestorben ist? Wie er gestorben ist? Wann er gestorben ist? Und ich improvisiere, so gut es geht:

»Hat er gelitten?«, fragen sie, und ich behaupte: »Nein!« Gut, denke ich, meine Reflexe funktionieren noch. »Bin ich dicker geworden?« ➔ Nein! »Ist das Mädchen dort schöner als ich?« ➔ Nein! »Schaust du auch regelmäßig *Big Brother*?« ➔ Nein! »Hat er gelitten?« ➔ Nein!

Ich halte das für eine erlaubte Lüge. Schließlich kann ich doch nicht antworten: »Woher soll ich das wissen?«

Außerdem weiß ich nicht, was ihnen die bringen soll, die Information, dass er gelitten hat. Im Moment ist ihr Leid wichtiger als das des Toten. Ich muss sie trösten und wenn das nur mit einer Lüge geht, dann lüge ich eben.

Schließlich lassen die Fragen nach. Wir sind fast am Ende, als auf einmal der älteste Sohn daherkommt, der Kleiderschrank, der bis jetzt schweigend in der Ecke am Fenster stand. Plötzlich dreht er sich um und sagt: »Ich hätte da noch eine Frage.«

Ich richte meinen Blick auf ihn.

»Wir haben ihn ins Krankenhaus gebracht, weil er krank war, damit er wieder gesund wird, damit es ihm bessergeht. Und stattdessen ging es ihm jeden Tag schlechter. Und jetzt ist er tot. Wieso?«

Die Frage ist so rührend, so völlig daneben, so total unerwartet, dass ich einen Moment lang sprachlos bin. Der kleine Junge im großen Kerl, denke ich und sage: »Dann würde man ja nie sterben.«

Denn manchmal, manchmal am Ende ihres Lebens sterben die Leute eben.

Patientin: »Die Gynäkologin hat gesagt, dass ich Ausfluss habe. Deswegen bin ich nicht mehr hingegangen.«

Doppelkopf

Auch die Schwangerenvorsorge ist nicht ohne.

Ich habe Notdienst in der Gynäkologie. Es ist 22 Uhr 30, und ich untersuche eine junge Frau, die wegen eines Problems kommt, das ich vergessen habe.

Es ist ihre erste Vorsorgeuntersuchung, meine auch. Tastuntersuchung der Scheide. Alsoooo … Gut, da ist der Muttermund. Fühlt sich gut an. Ich drücke rechts. Okay, ihr tut nichts weh. Dann drücke ich links … Verflixt, da ist ja der Muttermund schon wieder. Gut, also noch mal von vorn. Jetzt fange ich links an und … Verflixt, ich muss mich vertan haben. Also noch mal ganz von vorne. Vertiefung rechts, Muttermund, Vertiefung … Verflixt, da ist ja schon wieder dieser Muttermund!

Was spüre ich denn da?

Ich greife zum Spekulum. Ich führe es ein, öffne es, da ist der Muttermund. Gut. Ich schließe es, drehe es, so dass ich den Bereich um den Muttermund sehe. Ich öffne es wieder, und prompt ist da der Muttermund. Aha.

Hallo, Houston, wir haben ein Problem!

Ich gehe auf den Flur hinaus und rufe den Chefarzt an.

»Entschuldige, dass ich dich störe, aber ich habe hier eine Untersuchung, bei der ich nicht weiterkomme. Mir scheint, die Dame hat einen doppelten Muttermund.«

Jetzt kommt das eigentliche Problem. Mit ist völlig bewusst, dass ich Ärztin im Praktikum bin. Jung und unerfahren, sucht – aber ich sollte doch wenigstens wissen, was ein Notfall ist. Und das ist kein Notfall! Im Falle eines Notfalls wäre es ganz normal, meinen Chef anzurufen, aber das hier ist doch eine ganz normale Untersuchung. Er ist konsterniert: Ich würde doch jetzt hoffentlich nicht anfangen, ihn um diese Zeit zu stören, wenn es sich nicht um einen Notfall handelt.

Aber was soll ich denn sonst tun? Natürlich weiß ich, dass der doppelte Muttermund des Mädchens nicht in der nächsten Sekunde explodieren wird, wenn ich nicht augenblicklich den roten (oder blauen) Draht kappe. Aber was soll ich denn nun mit diesem Nicht-Notfall anfangen?

Was schreibe ich zum Beispiel in die Akte, die bei späteren Untersuchungen von anderen Ärzten gelesen wird? Schreibe ich: »Abtasten: kein auffälliger Befund«? Oder: »Ich glaube, die Frau hat einen doppelten Muttermund, aber ganz sicher bin ich mir nicht.«

Und was sage ich nur der Patientin?

»Wissen Sie, gute Frau, das ist zwar kein Grund zur Panik, aber ich glaube, dass Sie einen doppelten Muttermund haben. Um einen akuten Notfall handelt es sich dabei allerdings nicht. Ich bin mir zudem nicht hundert Prozent sicher. Lassen Sie das mal kontrollieren, wenn Sie bei einem Gynäkologen sind. Bis dahin brauchen Sie sich aber keine Sorgen zu machen, es handelt sich schließlich um nichts Gravierendes. Aber schlafen Sie besser in Seitenlage …«

Mein Chef ist dann doch noch gekommen. Die Frau hatte tatsächlich einen doppelten Muttermund.

Aber ein Notfall war's trotzdem nicht.

Patient: »Ich hatte ein Glaukom an der Nase.
Und jetzt läuft mir der Rotz, sobald ich aufstoßen muss.«

Fliegende Halbkörperhitzen

Eine Zeitlang habe ich in der Notaufnahme eine »Sprechstunde« abgehalten. Der Hintergrund war folgender: Es gibt Leute, die kommen in die Notaufnahme, weil sie seit drei Wochen Husten haben oder weil sie sich vor zwei Wochen den kleinen Zeh angestoßen haben. Oder weil sie glauben, dass die Behandlung dort kostenlos ist. Das stimmt übrigens nicht ganz. Auf jeden Fall dürfen auch solche Fälle nicht nach Hause geschickt werden. Doch anstatt die Notaufnahme mit mehr Personal auszustatten, das dieser Sorte Patienten erklärt, dass Bagatellbeschwerden kein Fall für die Notaufnahme sind, schickt man lieber einen Assistenzarzt hin.

Und alle sind zufrieden: Der Arzt, weil er so seine ersten »Sprechstunden«-Erfahrungen sammeln kann. Auf du und du mit dem Patienten sozusagen. Das Krankenhaus, weil es ohnehin schon genug Ärger gibt. Und der Patient, weil er seine Untersuchung bekommt.

Das war eine sehr lehrreiche Erfahrung. Allerdings auch eine verstörende, denn ich hatte eine unangenehme Erkenntnis nach der anderen:

Oh mein Gott, ich bin Rassistin.

Oh mein Gott, ich hasse meinen Beruf.

Oh mein Gott, ich bin ein schlechter Mensch.

Lassen Sie mich Ihnen die Szenerie vergegenwärtigen: Der Wartesaal ist voll. Die Leute sind arm, sie haben keine Sozialversicherung und sprechen häufig kein Französisch.

Da ist zum Beispiel diese Araberin von etwa fünfzig Jahren.

Ich sehe sie im Wartezimmer, und meine Nackenhaare sträuben sich. Sie spricht ein paar Brocken Französisch, und sie hat sogar jemanden dabei, der ein paar Worte mehr beherrscht ... zum Übersetzen. Sie sei ja soooo krank. Viel zu krank. Diese Hitzeanfälle. Da ist ihr warm, und dort ist ihr warm, von der Sohle bis ... *über* den Scheitel.

Dann streicht sie mit der Hand über die linke Körperseite. Der linke Fuß, das linke Knie, der Oberschenkel, die Hüfte, die Brust, der Kopf und über dem Kopf auch. Jaja, ihr ist heiß *über* dem Kopf. Und nachts hat sie dieses Kribbeln überall, sie kann gar nicht schlafen. Ihr ist so heiß, ja so heiß. Sie schwitzt, ihre Laken sind ganz nass. Und dann hat sie noch diese Sache an der Stirn, wo es »pffff« macht. Hier, in der Mitte. Einfach pffff. Von links nach rechts. Und sie ist ja immer so müde. Ihre Finger sind dauernd steif. Sie will dieselbe Spritze, die auch ihre Cousine bekommen hat, als ihre Finger steif waren.

Meine Fragen beantwortet sie nicht, stattdessen erzählt sie mir immer wieder dasselbe. Sie ist so dick, dass man sie kaum untersuchen kann. Sie braucht eine halbe Stunde, um die vierundfünfzig Schichten Kleidung abzulegen, die sie trägt. Sie nennt mich »mein Mädchen« und lächelt immer breit. »Danke, mein Mädchen, vielen Dank.«

Ich versuche geschlagene zwanzig Minuten lang, die nebulösen Informationen, die sie mir gibt, zu einer brauchbaren Diagnose zusammenzustückeln. Fliegende Halbkörperhitzewallungen mit Lähmungserscheinungen und Pffff-terie sind mir bislang noch nicht untergekommen.

Ich versuche, mir einen Reim auf die Symptome zu machen und die Frau nicht sofort in die Schublade »Die tötet mir noch den letzten Nerv« zu stecken. Gehirntumor, Basedow, Schlaganfall, Tuberkulose, Krätze, Lymphom, Menopause, systemische Debilenz mit Anzeichen von Gagaismus … Keine Ahnung, was mit ihr los ist. Das kann alles sein oder nichts. Ich verstehe einfach nicht, was sie sagt, und ich habe für die nächsten fünf Patienten nur 20 Minuten.

Und dann passiert es: Je weniger ich verstehe, desto wütender werde ich auf sie. Je wütender ich werde, desto aggressiver werde ich. Je aggressiver ich werde, desto schlechter arbeite ich. Je schlechter ich arbeite, desto wütender werde ich. Je wütender ich werde, desto mehr geht sie mir auf die Nerven. Der Teufelskreis schließt sich.

Am liebsten würde ich sagen: Nehmen Sie eine halbe Valium abends vor dem Einschlafen. Wenn das nicht hilft oder wenn Sie unter Nebenwirkungen leiden, habe ich hoffentlich keinen Dienst.

Ich sollte mich was schämen. Aber auf dieses kulturelle Missverständnis war ich einfach nicht vorbereitet.

Abendländer sind höflich und diszipliniert. Sie sind so freundlich, höchstens mal einen Hexenschuss oder Bauchschmerzen zu haben. Jedenfalls lauter Probleme, von denen ich im Studium schon mal gehört habe. Die ich mit Medikamenten behandle, die ich in meinen abendländischen Kursen kennengelernt habe.

Na ja, schön wär's.

Es gibt auch bei Franzosen mit weißer Haut allerhand Pffff-terien in der Mitte der Stirn, und dazu fällt mir dann auch nichts ein. Trotzdem: Die fliegenden Halbkörperhitzen sind bei dicken arabischen Frauen um die fünfzig ziemlich verbreitet. Erst später wird mir klar, dass es auch unklare

»abendländische« Symptome gibt. Nur dass wir sie schön katalogisiert und zu Krankheitsbildern zusammengefasst haben, die man mit bekannten Mitteln behandeln kann. Beschwerden, denen ich vielleicht auch nicht abhelfen kann, weshalb ich großzügig irgendetwas verschreibe im Glauben, das Richtige zu tun.

Und das ist wahrscheinlich noch schlimmer.

Patient: »Ich komme, weil ich gestern nicht in der Arbeit war. Mir war nicht gut. Ich hatte einen Schwindel.«

Tricks und Kniffe

Anfangs glaubt man noch, das Leben sei simpel. Schwarz oder weiß. Wie bei den Manichäern. Auf der einen Seite gibt es die Kranken, auf der anderen die Simulanten.

Kranke haben's schwer.

Sie schuftet, was sie kann. Sie muss. So ist das nun mal. Sie hat keine Wahl. Sie hat lauter miese Jobs angenommen, weil sie noch nicht lange im Land ist und zwar viel Mut hat, aber keine Ausbildung, und sie weiß, dass Arbeitsplätze rar sind. Ja, genau. Sie ist schwarz.

Anfangs hat ihr Chef nur so seine Bemerkungen gemacht: Sie sind hier genau richtig! Dann fing er an, ihren Hintern zu betatschen, und irgendwann hat er sie in einem menschenleeren Korridor gegen die Wand gedrängt. Sie will dort nicht mehr hin, und wer kann es ihr verdenken?

Simulanten haben's leicht.

Es wurde eine Synovialzyste am Handgelenk diagnostiziert. Als Folge der Arbeitsbelastung. (»Ich schwöre, Herr Richter. Ich habe gerade so ruhig vor mich hin gearbeitet, als es plötzlich passierte.«) Sie wurde krankgeschrieben, dann wurde die Krankschreibung verlängert, einmal, zweimal, dann noch mal und schließlich wieder, diesmal ist aber endgültig Schluss. Und am Ende hat sie zwei Jahre lang nicht gearbeitet. Das sind 730 Tage.

Zwischen der Welt der Simulanten und der der Kranken gibt es zahllose Abstufungen.

Die Leute, die einem die Ohren vollheulen, weil der Alltag sie fertigmacht, weil sie eigentlich etwas ganz anderes aus ihrem Leben machen wollten, und wenn sie jetzt Bilanz ziehen, dann muss es im Leben doch noch was anderes geben. Leute, die behaupten, sie möchten sich wieder lebendig fühlen, von vorn anfangen, aber dazu müssten sie halt Zeit haben, ein Netzwerk knüpfen, und mit so einem Job, Frau Doktor, geht das einfach nicht. Sie können einfach nicht mehr, weil diese Tretmühle sie erdrückt. Und heute wäre zwar der letzte Tag der Krankschreibung, aber sie könnten einfach nicht mehr dorthin zurück. Es sei einfach unerträglich, aber Sie können sich das ja gar nicht vorstellen …

Ach ja? Würde ich dann am liebsten antworten. Wissen Sie, was ich bräuchte, um mich lebendig zu fühlen? Zunächst einmal, dass Typen wie Sie die Klappe halten. Ich bräuchte einen Job, an dem ich nur zwei Tage die Woche arbeite, einen Haufen Geld verdiene und nur gesunde, gutgelaunte Leute behandle. Dann könnte ich den Rest meiner Zeit damit zubringen, vorm Computer zu sitzen und eine Kippe nach der anderen zu rauchen.

Ach ja, seufz!

Und es gibt Leute, die meinen, sie würden diesen Stundenplan nicht mehr ertragen, Tag für Tag, von 9 Uhr morgens bis 18 Uhr abends zu arbeiten, JEDEN Tag, können Sie sich das vorstellen? Und nur eine Stunde Mittagspause. Letzte Woche musste sie sogar am SONNTAG arbeiten, das ist doch unglaublich, solche Arbeitsbedingungen, da muss der Mensch ja zusammenbrechen. Das finden Sie doch auch!

Dann war da noch die Dame, die in der Gemeindekasse gearbeitet hatte und die man, ohne sie auch nur zu fragen, in die Zulassungsstelle versetzte. Aber davon hätte sie auch nicht die leiseste Ahnung. Sie hat ja keine Ausbildung erhalten. Dabei war sie doch zweiunddreißig Jahre lang an der Kasse, stellen Sie sich mal vor. Aber das machen sie jetzt mit allen altgedienten Mitarbeitern. Sie sollen nämlich gefälligst aufhören und in Rente gehen. Schließlich kämen die dienstältesten Mitarbeiter sie teuer zu stehen, die Jungen sind einfach billiger. Zweiunddreißig Jahre, stellen Sie sich das mal vor. Wenn das kein Mobbing ist. Warum hätte man sie sonst auf diesen Posten abgeschoben, wenn man sie nicht zwingen wollte, in Pension zu gehen? Denn in der Zulassungsstelle sei doch alles ganz anders, der Chef würde ihr dauernd auf die Finger sehen, damit sie endlich aufhört, denken Sie doch nur …

Nein, ich denke nicht. Ich weiß es nicht. Und ich stelle mir nichts vor. Schon gar nicht den Höllenschlund der Zulassungsstelle. Ich bin schließlich kein Schlichter für arbeitsrechtliche Auseinandersetzungen.

Ich habe lediglich die schöne Aufgabe, all diese sozialen Malaisen in ärztliche Atteste umzuwandeln. Wer suchet, der findet (oder auch nicht): konkrete Anzeichen dafür, dass jemand es wirklich nicht mehr aushält. Anzeichen für Überarbeitung, generalisierte Ängste, Depressionen.

Die einen liefern solche Anzeichen wie aus der Pistole geschossen und weit mehr, als sie brauchen. Andere, die wirklich in einer unerträglichen Lage stecken, meinen, mit zusammengebissenen Zähnen, es ginge schon. Wieder andere schildern ein Dilemma, das Sie nicht recht nachvollziehen können, vergießen dabei aber Ströme von Tränen. Unter all diesen Leuten gibt es die, die einfach lügen, und andere, die die Gesetzestexte besser kennen als Sie. Da sind die, die alles herunterspielen, und andere, die alles aufbauschen.

Vor diesem Hintergrund versuche ich festzustellen, wer simuliert und wer wirklich krank ist. Vielleicht macht das Problem, das mir so simpel erscheint, die Frau ja wirklich krank? Vielleicht macht das Betriebsklima in der Zulassungsstelle sie verrückt? Wo bleibt also mein objektiver Blick? Wo mein Riecher? Wo meine persönliche Überzeugung?

Welche Befugnis habe ich, innerhalb meiner Grenzen, meiner eigenen Geschichte, meiner Siege und meiner Niederlagen, zu entscheiden, ab wann ein Arbeitsplatz für jemanden nicht mehr tragbar ist? Wie soll ich meine Entscheidung über die Krankschreibung treffen? Aufgrund meines »Bauchgefühls«? Aufgrund meiner persönlichen Einschätzung der Situation und der Menschen?

Können Sie sich vorstellen, was das für eine Verantwortung ist? Dieser dauernde Druck, das hält man doch nicht aus. Sehen Sie, das ist doch kein Leben, am Ende kommt der Moment, in dem man zusammenbricht, vielleicht könnte ich ja ein paar Tage …

Mitteilung der Sprechstundenhilfe: »Der Patient möchte, dass Sie ihm eine Unbedenklichkeitsbescheinigung für das Fußballspielen ausstellen. Er sagt, Sie würden ihn ohnehin kennen, weil er gegenüber arbeitet. Sie sollen ihm die Bescheinigung einwerfen. Wir haben ihm gesagt, er soll sie in der Praxis abholen, aber er hat wohl keine Zeit.«

Es geht ja nur um ein Antibiotikum

Montags mache ich Vertretung in der Praxis von Dr. Karotte.

Manche Patienten kommen mehr als eine halbe Stunde zu früh, andere entsprechend zu spät. Der eine macht einen Termin aus, der andere ruft an, weil er nicht weiß, ob er überhaupt kommen soll, und auf jeden, der pünktlich zur vereinbarten Zeit erscheint, kommen immer zwei oder drei, die gar keinen Termin haben.

Dann mache ich im Wartezimmer die Runde, um zu fragen, weshalb die einzelnen Leute hier sind.

Die Dame hat keinen Termin.

»Haben Sie einen Termin vereinbart, Madame?«

»Nein, aber das Mädchen in der Werkstatt gegenüber hat gesagt, ich könne auch so kommen. Es ist wegen meinem Mund«, erklärt sie und deutet dabei auf das Kinn. »Ich brauche nur ein Antibiotikum.«

Ich brauche nur ein Antibiotikum … Das ist einer meiner Lieblingssätze.

Vorgestern ging es mir genauso: Ein junger Mann meinte, er brauche ja nur eine Arbeitsunfähigkeitsbescheinigung.

Ich weiß nicht, wieso wir uns überhaupt die Mühe machen, die Leute zu untersuchen. Im Grunde könnte ich im Wartezimmer einen Automaten aufstellen, und alle wären zufrieden:

1 Twix – 1 Euro. 1 Cola – 1,50 Euro. 1 Arbeitsunfähigkeitsbescheinigung (AUB) – 22 Euro. 1 Päckchen Chips – 0,80 Euro. 1 Rezept – 22 Euro.

Ich antworte der Dame: »Es tut mir leid, heute können wir nur Patienten mit Termin nehmen. Und wir haben keinen mehr frei.«

»Ich weiß, das hat mir Ihre Sprechstundenhilfe auch schon gesagt!« Aha, denke ich, du weißt, dass nichts mehr frei ist, aber du pflanzt dich trotzdem ins Wartezimmer, um mir das Messer an die Kehle zu setzen, obwohl du siehst, was hier los ist. Sie sieht mich an: »Aber es geht doch nur um ein Antibiotikum!«

»Wissen Sie, jeder kommt nur wegen einer Kleinigkeit. Es tut mir wirklich leid, dass Sie sich umsonst herbemüht haben, aber ich kann Sie einfach nicht einschieben. Wenn ich Sie drannehme, muss ich alle anderen Termine verschieben. Und dann müssen alle Leute warten, die einen Termin vereinbart haben, damit sie nicht warten müssen.«

»Aber das dauert doch keine fünf Minuten. Meine Tochter arbeitet in der Werkstatt gegenüber!« Meine Tochter arbeitet in der Werkstatt gegenüber … Das scheint eine Art Code zu sein. Ich weiß nicht, welche Ehrenschuld Dr. Karotte gegenüber dieser Werkstatt hat, aber anscheinend ist es etwas wirklich Wichtiges.

Trotzdem bleibe ich hart: »Madame, kommen Sie morgen Nachmittag noch einmal. Da ist offene Sprechstunde. Oder Sie warten, ob einer der Patienten mit Termin nicht erscheint. Wenn das nicht geht, dann können Sie gerne einen anderen Arzt aufsuchen, aber ich werde Sie nicht einschieben.«

»Einen anderen Arzt? Aber Dr. Karotte ist mein Hausarzt, ich gehe zu keinem anderen Arzt.«

»Dann kommen Sie morgen wieder vorbei, wenn Dr. Karotte da ist. Heute geht es jedenfalls nicht.«

Sie erhebt sich verärgert. So einen Affront ist man als Mutter des Mädchens aus der Werkstatt einfach nicht gewohnt.

»Pfff. Das hätte doch nur fünf Minuten gedauert. In der Zeit, in der wir hier herumdebattieren, hätten Sie mir das Rezept längst ausstellen können.«

»Ich verschreibe kein Antibiotikum nach fünfminütiger Konsultation.«

Aber sie hat mich nicht mehr gehört, weil sie längst wutentbrannt davongerauscht ist. Man hört nur die Tür ins Schloss fallen.

Ich jedenfalls bin schon jetzt zehn Minuten über der Zeit.

Aus dem Anatomieskript: »Der Fazialisnerv tritt am Kleinhirnbrückenwinkel über den Kleinhirntonsillen aus und zieht über den Porus acusticus internus in das Felsenbein, einen Teil des Schläfenbeins, in dem das Innenohr angesiedelt ist. Er verläuft dort durch den Fazialiskanal, wo die beiden Wurzeln sich trennen. Der Fazialis vollzieht eine scharfe Wendung in einem offenen 100-Grad-Winkel von vorn nach hinten, so dass man vom Fazialisknie spricht. Dann tritt er am Foramen stylomastoideum aus dem Felsenbein aus.«

Das Steißbein

Ich hoffe, dass es mir gelingt, die Stimmung zu vermitteln, die im ersten Jahr meines Medizinstudiums herrschte. Ich jedenfalls bekomme Bauchkrämpfe, wenn ich nur an diese Zeit zurückdenke. Denn das erste Jahr des Medizinstudiums ist eine Sache für Psychopathen, ein Universum für sich, eine kleine Seifenblase, die sich zwischen Wirklichkeit und Wahn schiebt. Wenn es einem nicht gelingt, ins Innere dieser Blase vorzustoßen, ist alles Tun vergeblich, und wenn man aus dieser Blase wieder auftaucht, ist nichts mehr so, wie es vorher war.

Ich habe mein ganzes erstes Studienjahr gebraucht, bis ich begriffen hatte, was man von mir erwartet. Ich habe in dieser Zeit nicht gepaukt. Ich habe eigentlich nur alles beobachtet, und gehofft herauszufinden, wie ich lernen soll.

Außerdem habe ich gelernt, in Vorlesungen mitzuschreiben, die entscheidende Nadel in einem chaotischen Heuhaufen zu finden, die Eselsbrücke, die völlig sinnfrei ist, die man aber trotzdem kennen muss, die x-te Ausnahme von der Ausnahme der Regel. Und am Ende konnte ich Sätze mitschreiben wie: Das Protein HBL463 dockt mit dem Segment SS-BH1 am Fragment C4 des Proteins LA17Z an.

Wenn man aus dieser Blase wieder auftaucht, muss man lernen, all das wieder zu vergessen. Dann sollte man sich tunlichst daran erinnern, dass das erste Jahr vorbei ist, und man sich nun auf das tiefere Verständnis konzentrieren sollte, auf das große Ganze, dass es jetzt gilt, die Regel zu kennen und nicht die Ausnahme.

Mein erstes Seminar im Medizinstudium war ein Anatomiekurs. Genauer gesagt, war es ein Anatomiekurs, in dem es um das Keilbein ging. Ich persönlich vermute, das war Absicht. Es hätte doch auch das Schienbein sein können. Oder eine allgemeine Einführung in die Medizin, ein Kurs in organischer Chemie oder Histologie.

Aber nein, es musste ein Kurs über das Keilbein sein.

Als ich zum ersten Mal den Hörsaal betrat, konnte ich gerade mal Männchen mit zwanzig Fingern zeichnen. Als ich klein war, habe ich das voller Begeisterung gemacht. Auch Zellen konnte ich zeichnen. Das hatte ich in der fünften Klasse im Biologieunterricht gelernt. Das Höchste der Gefühle war eine Riesenschlange, die sich in den Schwanz biss.

Nun aber bekam ich es mit dem Keilbein zu tun, das ich zeichnen musste, obwohl ich noch keine Ahnung hatte, was eine Okzipitalansicht oder ein Foramen ist.

Da saß ich also, vor mir das Keilbein, das ich in meinem Heft von Clairefontaine verewigen wollte.

Da saß ich also, vor mir der Prof, der in aller Seelenruhe das Keilbein an die Tafel zeichnete, während er munter weitersprach: »Der Canalis pterygoideus verbindet die Flügelgaumengrube mit der mittleren Schädelgrube. Er durchbohrt die Basis des Processus pterygoideus des Keilbeins …« Während ich versuchte, gleichzeitig zu zeichnen und zu schreiben.

Volle drei Minuten verlor ich, weil ich den ersten Begriff nicht verstanden hatte … welcher Canalis? Der Canalis berikoides? Der Canalis pherigeudes? Derikeudes? Perrikoides?

Ich linste zu meinem Nachbarn, sah, was er geschrieben hatte, und schrieb hemmungslos ab: »Canalis pterygoideus«. Bis ich das auf dem Blatt stehen hatte, hatte ich wertvolle Minuten verloren und damit auch den Anschluss.

Was verbindet er? Und womit? Worum geht es hier eigentlich?

Im zweiten Jahr hatte ich noch einen Anatomiekurs. Angiologie von … ich weiß nicht mehr was.

Auch dieser Professor zeichnete, während er sprach – die

Umrisse eines Menschen mit seinen Knochen, Muskeln, Gefäßen. Er redete und malte unterdessen die allerunterste Schicht von Muskeln, Nerven und Gefäßen. Redete und malte dann die darüberliegende Schicht von Muskeln, Nerven und Gefäßen. Redete und malte schließlich die äußerste Schicht von Muskeln, Nerven und Gefäßen.

Bei jeder neuen Schicht mussten wir Studenten die Umrisszeichnung neu anfertigen, und gleichzeitig die Teile der darunterliegenden Schicht, die sich durch diese hindurchzeichnen, skizzieren. Und alles beschriften. Und natürlich mitschreiben, was er sagte.

Ich habe förmlich auf den Moment gewartet, in dem er eine rosarote und eine schwarze Kreide nimmt, alles rosa übermalt, ein paar schwarze Strichlein hinzufügt und sagt:

»Das ist die Haut, und das sind die Haare.«

Nachricht der Ehefrau eines Patienten an mich
(heimlich in die Akte ihres Mannes geschmuggelt):
»Bitte, ich will nicht, dass er zu Hause stirbt.«

Alles in Ordnung

Es ist schon seltsam, dass ich immer das Gefühl habe, es gehe mir gut. Zwei Drittel meiner Zeit als Ärztin verbringe ich in der Praxis zweier Allgemeinmediziner, ein weiteres Drittel auf einer Palliativstation. Aber es geht mir gut.

Natürlich habe ich Schwierigkeiten, abends abzuschalten. Wenn ich nach Hause komme, brauche ich immer etwas Zeit, aber das ist ja völlig normal. Nein, wirklich, es geht mir gut.

Wenn ich gefragt werde, ob es nicht hart sei, auf der Palliativstation zu arbeiten, dann lache ich nur kurz auf. »Ach, nein«, sage ich dann. »Das geht schon.« Es ist okay. Es ist super. Es ist wunderbar.

Ich kann Ihnen, ohne mit der Wimper zu zucken, aus dem Stegreif einen zwanzigminütigen philosophisch-esoterischen Vortrag darüber halten, dass der Tod nur die andere Seite des Lebens ist, dass es aufbauend sein kann, ihm beizuwohnen, und dass man menschlich ungeheuer viel profitiert, wenn man Sterbebegleitung macht. Suuuuuuper. Mit langem U. Nein, wirklich, es geht mir gut. Alles bestens.

Dann aber, zum Beispiel auf Hochzeiten, wenn ich ein wenig zu tief ins Glas geschaut habe oder sonst wie aufgewühlt bin, dann kommt er.

Mein persönlicher Mister Hyde.

Ich breche in Schluchzen aus und kann gar nicht mehr aufhören zu weinen, einfach so. Wie in den Mangas, wo Menschen und Tränen nach oben steigen, völlig unbeeindruckt von der irdischen Schwerkraft.

Was passiert denn nur mit mir, überlege ich dann. Es geht mir doch gut!

Doch ich schwebe immer noch, immer höher steige ich, und dann höre ich mich plötzlich reden: »Sie hat mich angerufen. Ihr Mann kann ja nicht mehr sprechen. Wegen dem Krebs. Deswegen schreibt er ihr kleine Zettelchen, auf denen steht ›Ich will sterben‹. Und sie wusste nicht mehr, was sie tun sollte, da hat sie mich angerufen.«

Mein jeweiliges Gegenüber hat natürlich keine Ahnung, was los ist. Auch mein Partner hat keine Ahnung, ich habe ihm noch nie davon erzählt.

Und ich selbst bin auch ganz verblüfft: Ach verdammt, wieso fällt mir denn jetzt auf einmal Herr XY ein? Wieso geht mir das überhaupt im Kopf um? Hat mich das wirklich so sehr getroffen? Warum hat es mich so getroffen? Und wieso habe ich das vorher nicht bemerkt?

Und so leihe ich mir selbst ein Ohr.

Der schwebende Teil meiner Persönlichkeit wirft einen scharfen Blick auf den, der da unten sitzt und weint. Er sagt sich, dass es mir vielleicht doch nicht ganz so gutgeht.

Zwei Gläser zu viel, und die Dämme brechen. Aber ich zersplittere nicht in zwei, nein, genau genommen sogar in drei Teile.

Der erste Teil ist dieses Häufchen Elend, das schluchzt: »Ich bin so fertig. Ich bin ja so feeeeertig. Wenn du nur wüsstest, wie fertig ich bin.«

Der zweite Teil (der schwebende, für alle, die jetzt überhaupt noch mitkommen) genießt es, dass all das endlich aus mir herausbricht. Er denkt daran, wie gut es tut, endlich mal die Wahrheit zu sagen. Bei jedem »Ich bin ja so feeeeertig« wird ihm ein wenig leichter ums Herz.

Deswegen klage ich und sage es immer wieder, in allen Tonlagen, in allen Ausdrucksformen. Mit jedem Mal geht es mir ein bisschen besser. Jedes Mal bin ich ein bisschen weniger fertig.

Der dritte Teil hat sich inzwischen ganz nach oben verzogen und sieht erstaunt zu. Er sagt: »Ach, sieh mal einer an. Es tut mir also gut, wenn ich zugeben kann, dass ich fertig bin. Vielleicht sollte ich das öfter tun, wenn es so guttut …«

Und doch: Wenn Sie mich heute fragen, wie es mir geht, werde ich antworten: »Gut. Wieso?«

In gutem Glauben.

Patient: »Ich habe da so einen Exzess.
Ich muss mich die ganze Zeit kratzen.«

Wo juckt's denn?

Es gibt zwei Dinge, die ich noch mehr hasse als die diversen Antibiotika-Klassen: zum einen die verschiedenen Bluthochdruckmedikamente, zum anderen die Dermatologie.

Ich verabscheue die Dermatologie geradezu. Und das hat auch einen Grund: Ich kann eine Schuppenflechte nicht von einem Ekzem unterscheiden.

Eigentlich kann ich in der Dermatologie nur zwei Diagnosen mit Sicherheit stellen: Nesselfieber und Windpocken. Wenn Sie irgendetwas anderes haben und mit Ihren Quaddeln und Pickeln zu mir kommen, dann sollten Sie wissen, dass ich Sie dafür hassen werde.

Ich habe mich damit abgefunden, dass die Dermatologen in meinem Viertel mich ebenfalls hassen, denn dank mir werden ihre Wartezimmer immer voller. Es könnte auch an meinen Überweisungsschreiben liegen:

»Werter Kollege,
schönen Dank, dass Sie die Behandlung von Madame B., 43, übernehmen, die seit zwei Wochen einen unangenehmen, nässenden Hautausschlag hat. Möglicherweise ist die Diagnose recht simpel, aber wie Sie bald feststellen werden, bin ich dermatologisch eine glatte Null. Noch einmal schönen Dank für alles, was Sie zweifellos für sie tun werden.
Mit herzlichen Grüßen
Dr. Jaddo«

Dabei habe ich es wirklich versucht und gebe mir noch immer, Tag für Tag, redlich Mühe, etwas weiter in dieses Fachgebiet vorzustoßen.

Wenn Sie heute zum Beispiel den Inhalt meiner Handtasche inspizieren würden, fänden Sie darin eine Zahnbürste, einen goldenen Stift, ein paar Tonnen unnützen Kram und ein Handbuch der Dermatologie.

Ich nehme all meinen guten Willen zusammen, packe noch eine Portion gesunde Scham dazu und versenke mich zum x-ten Mal ins Kapitel über Ekzeme, bevor mir wieder das Unvermeidliche passiert:

Ich glaube, das Problem einigermaßen erfasst und mir eingeprägt zu haben (also, diese Krankheit zeigt jene Symptome, in dieser oder jener Form, an diesem oder jenem Körperteil), bis ich zum letzten Absatz komme. Dort steht unweigerlich, dass das oben Gesagte durchaus gilt, aber nur in jenen Fällen, in denen nichts anderes gilt und die Erkrankung nicht andere Symptome in anderer Form an anderen Körperteilen zeigt.

Und da jede Hauterkrankung mindestens acht verschiedene Untergruppen hat, gibt es fast immer eine Untergruppe, die dieselben Symptome aufweist wie die Untergruppe einer völlig anderen Krankheit.

Es juckt nicht, mit Ausnahme der juckenden Form. Tritt nie in den Beugefalten auf, mit Ausnahme der Fälle, in denen auch die Beugefalte befallen ist. Diese Form des Ekzems nässt, aber es kann auch zur Schuppenbildung kommen. Nur eins ist sicher: Es ist alles irgendwie gerötet, nässend, schuppig. Von den Windpocken mal abgesehen, was auch der Grund dafür ist, dass ich die Windpocken liebe.

Und damit Sie mir glauben, präsentiere ich Ihnen jetzt einen Auszug aus meinem Handbuch, der auch für Nichtmediziner geeignet ist. Ich erspare Ihnen auch die Details, Sie müssen sich einfach vorstellen, dass dort, wo (blablabla) steht, elend lange Beschreibungen stehen, die ich mit gerunzelter Stirn gelesen habe. Im Stillen habe ich jede Silbe einzeln durchgekaut. Und lassen Sie sich von schwierigen Wörtern nicht abschrecken – sie machen mir auch Angst. Los geht's:

Seite 17: Das Ekzem ist durch bestimmte Hautreaktionen gekennzeichnet wie Rötung, Bläschenbildung, Schorfbildung. (Wir merken uns also: Rötung und Bläschen.) Es entwickelt sich in vier Phasen: Rötung (normal), Bläschenbildung (okay), Nässen (aha!) und Schorfbildung (Ha, da haben wir sie ja, die Schuppen!). Die verschiedenen Phasen gehen meist ineinander über (blablabla). Mitunter kommen einige Phasen gar nicht zur Ausbildung.

Seite 18: Die entzündliche Dermatitis ist durch folgende Hautreaktionen gekennzeichnet (blablabla), die sie vom allergischen Ekzem unterscheiden. Letztlich aber können beide Krankheiten dasselbe Erscheinungsbild zeigen.

Seite 22: Die chronische entzündliche Dermatitis (blablabla). Vor dem Hintergrund der chronischen entzündlichen Erscheinungen entwickelt sich mitunter ein Erscheinungsbild, das dem Kontakt-Ekzem ähnelt. Die beiden werden häufig verwechselt (blablabla). Die Unterscheidung zwischen entzündlicher Dermatitis und Ekzem wird dadurch erschwert, dass auch die Psoriasis oder Schuppenflechte ein ähnliches Erscheinungsbild hat.

Seite 28: Meist ist die atopische Dermatitis klar zu diagnostizieren. (Hey, cool!) Die Diagnose wird erleichtert durch folgende Symptome (blablabla). Diese Anzeichen können aber auch ganz fehlen (blablabla). Vor der Diagnose muss abgeklärt werden, ob es sich nicht um eine Flechte, ein mikrobielles oder dyshidrotisches Ekzem oder Nesselfieber handelt. Eine Lichenifikation ist manchmal zu beobachten, manchmal bleibt sie völlig aus.

Seite 32: Die seborrhoische Dermatitis tritt vorzugsweise am Rumpf auf, kann jedoch auch mit einer Röschenflechte verwechselt werden.

Seite 44: Schuppenflechte (Psoriasis) im Gesicht: Ist von einer seborrhoischen Dermatitis nur schwer zu unterscheiden.

Sehen Sie?!

Und ich habe Ihnen nur ein paar Beispiele aus den ersten 44 Seiten aufgelistet. Die restlichen 218 sowie die Bilder erspare ich Ihnen.

Ich zum Beispiel kann zwischen dem Foto auf Seite 59 (Ekzem an der Hand) und dem auf Seite 103 (Schuppenflechte an der Hand) keinen Unterschied erkennen.

Gibt es da nicht diese Rätselaufgaben, bei denen man sieben Unterschiede zwischen fast identisch wirkenden Bildern erkennen muss? Nun ja, wenn ich meine beiden Fotos nebeneinanderlege, dann finde ich zwei: Die Hand auf Seite 103 ist mit Bläschen bedeckt, während die auf Seite 59 Nagellack trägt. Gut, von nun an diagnostiziere ich bei allen meinen Patientinnen ein Ekzem, während es sich bei den männlichen Patienten um Schuppenflechte handelt.

Welchen Unterschied macht das schon?

Am Ende verschreiben wir ja doch nur Kortison.

Ich zu einem Patienten, dessen Bein am Knie amputiert wurde:
»Hatten Sie in letzter Zeit geschwollene Knöchel?«

Klein Lieschen im Krankenhaus

Endlich habe ich meine Prüfungen und Praktika hinter mir und bin Ärztin im Praktikum. Rattenschwänzchen, Hamsterbacken, rote Flecken im Gesicht, Kladde und eine vorwitzige Zungenspitze, die sich immer noch zwischen die Zähne schiebt – so trete ich vor die Patienten und notiere ihre Vorerkrankungen.

Ich habe einen hübschen weißen Kittel, trage ein Stethoskop um den Hals und versuche ernst dreinzuschauen, damit sich niemand von den Rattenschwänzchen ablenken lässt. Ich mache einen auf erwachsen, wenn ich meinen Fragenkatalog abarbeite: wie alt, schon operiert, wie oft, welche Vorerkrankungen und so weiter …

Doch plötzlich bricht es über mich herein, das totale Drama.

»Ach ja, dann habe ich da noch so einen Irripel!«

»Ähm … wie bitte?«

»Einen Erripel, am linken Bein.«

»Okay. Was haben Sie da genau?«

»Nun, einen Häresipel oder so?«

»Entschuldigen Sie, ich verstehe Sie heute so schlecht.«

»Einen Här-e-si-pel!«

»Ähm … und wie schreibt sich das?«

Ich musste quasi die Hosen runterlassen. Die Patientin fragen, wie man ihre Krankheit buchstabiert. Von wegen weißer Kittel, Stethoskop, Kladde, so ein Mist. Das ging wohl eher in Richtung Rattenschwänzchen und Hamsterbacken.

Ich muss auch heute noch nachschauen, ob man das nun Erysepel oder Erysipel schreibt.

Dabei ist es ein hübsches Wort. Wäre ich noch kleiner gewesen, hätte ich das Wort in meine Sammlung aufgenommen. Als Kind habe ich mir eine Wörtersammlung zugelegt. Ich habe mir Wörter ausgesucht, die ich auf zerknitterte Papierfetzchen schrieb und dann in einer hübschen Holzschatulle aufbewahrt habe – zusammen mit ein paar Lavendelzweigen.

Zehn Minuten später bin ich im nächsten Zimmer, wo ich versuche meine Würde wiederherzustellen.

Ich rede mir gut zu: Ich bin schon groß. Ich bin klug. Ich bin stark. Statt der Rattenschwänzchen trage ich meine Haare jetzt etwas strenger frisiert.

Ich erkläre dem Patienten, der fast einen Herzinfarkt gehabt hätte, was er eigentlich hat.

Also: Da sind die Arterien, das Blut, das Herz, das ganze Drumherum, und das winzige Gerinnsel, das sich in einer kleinen Arterie bildet und dort fast den ganzen Blutstrom blockiert – aber nur fast. Auf jeden Fall kommt nicht mehr genug Blut durch, damit das arme Herz genug Nahrung bekommt. Das Blut versucht also, das böse Gerinnsel mit seinen dünnen Blutärmchen loszuwerden, doch in der Zwischenzeit muss das arme Herz arg kämpfen, weil es ja so schlecht versorgt wird …

Der Mann hörte sich meine Geschichte fast bis zum Schluss an. Und ich war kurz davor, das böse Gerinnsel mit seinen aufgeblähten Backen, das dem armen Herzchen die Nahrung wegnimmt, nachzuahmen, als der Typ zu mir sagte: »Übrigens, ich bin Arzt.«

Okay, dachte ich. Lasst mich doch alle in Ruhe. Ich jedenfalls verschwinde jetzt. Ich lass mich eingraben. Mitsamt meinen Rattenschwänzchen und meinem Notizbuch, in einer hübschen Holzschatulle mit echtem Lavendel.

Arzt-Patienten-Gespräch: »Sie haben seit letztem Mal nicht mehr geblutet?« »Eigentlich nicht.« »Hmm. Und uneigentlich?« »Na ja, höchstens zwei-, dreimal.«

Fragen über Fragen

Noch während meiner Ausbildung lernte ich eine meiner wichtigsten Lektionen.

Die vermutlich auch der Grund dafür ist, dass ich bis heute

dazu neige, meine Patienten schier endlos mit Fragen zu traktieren. Ich weiß nicht mehr, in welchem Krankenhaus es passierte, wer der verantwortliche Arzt war und was dem Patienten eigentlich fehlte. Aber ich kann mich noch sehr gut an unser Gespräch erinnern:

»Und sonst geht es Ihnen gut?«

»Alles bestens.«

»Keine Probleme mit dem Urin?«

»Mit dem ist alles in Ordnung.«

»Sie können normal Wasser lassen?«

»Ja, ganz normal.«

»Und der Urin ist auch normal?«

»Ja, schon …«

»Welche Farbe hat er denn?«

»Na ja, manchmal ist er hellrot, manchmal dunkelrot. Kommt drauf an.«

Ich versuchte, mich zu beruhigen: Hey, es ist alles in Ordnung. Er hat schließlich gesagt, es geht ihm gut, und er ist doch nicht blöd. Oder warum meint er, dass alles in Ordnung ist? Ich kann ja schlecht drei Stunden lang hierbleiben und warten, bis er Pipi macht. Er hat gesagt, es geht ihm gut.

Wahrscheinlich hatte der Hausarzt gute Gründe gehabt, den Mann ins Krankenhaus einzuweisen. Auch das habe ich mittlerweile vergessen. Aber eine Sache habe ich bis heute verinnerlicht: Zwischen der Wahrnehmung des Arztes und der Wahrnehmung des Patienten liegen bisweilen Welten.

Und so geht es eigentlich ständig.

Ich frage: »Haben Sie Probleme mit dem Blutdruck?«, und die Patienten antworten: »Nein, mein Blutdruck ist völlig normal.« Obwohl sie seit zehn Jahren dreimal am Tag drei verschiedene Blutdrucksenker einnehmen.

Ich frage: »Wurden Sie schon einmal operiert?«, und die Leute erwidern: »Nein.« Wenn ich dann nachhake: »Mandeln, Blinddarm?«, heißt es: »Ach so, die wurden mir schon lange rausgenommen.«

Ich frage: »Nehmen Sie regelmäßig Medikamente?«, und sie sagen: »Nein.« Abgesehen von der Pille, Ibuprofen und Paracetamol. Aber das zählt ja nicht.

Und wenn ich sie dann auffordere: »Legen Sie sich bitte auf den Rücken«, legen sich die Leute unweigerlich auf den Bauch.

ALLE. Ohne Ausnahme.

Daher sage ich jetzt manchmal einfach nur: »Legen Sie sich bitte hin.«

Fragebogen einer Versicherung: »Haben Sie den Versicherten in den letzten zwölf Monaten untersucht? Wann? Weshalb?« Vorgesehener Platz für die Beantwortung der Frage: 1 Zeile, Länge: 28 mm

Bürokretinismus

Immer wieder kommen Menschen zu mir, die irgendeine Bescheinigung brauchen. Meist für eine neue Arbeitsstelle, zum Beispiel bei der Stadtverwaltung oder im Krankenhaus:

Ob ich bestätigen kann, dass der Patient alle erforderlichen Impfungen hat? Ob ich diese im Zweifelsfall vorgenommen habe? Natürlich.

Ob ich bestätigen kann, dass Herr XY seinen neuen Kollegen wahrscheinlich nicht an die Gurgel springen wird? Klar, warum nicht?

Ob ich das Datum der drei ersten Impfungen gegen Hepatitis B angeben kann? Gar kein Problem.

Aber dann stutze ich: Ich soll das Datum der letzten Auffrischungsimpfung gegen Hepatitis B angeben, obwohl sie in Frankreich seit mehr als zehn Jahren nicht mehr verlangt wird? Nein, das ist leider nicht möglich. Die Frage ist doch völlig unsinnig, vor allem, wenn das Formular vom Personalbüro eines Krankenhauses kommt. Dann soll ich eine Röntgenaufnahme zur Früherkennung möglicher Erkrankungen anordnen, einfach mal so, auf Verdacht hin sozusagen. Es tut mir leid, aber das geht nun überhaupt nicht.

Der Mann, um den es hier geht, hat sich als Raumpfleger bei der Stadtverwaltung beworben. Es gibt keinen Grund anzunehmen, dass er an Tuberkulose erkrankt ist. Außerdem ist er in einer Zeit zur Welt gekommen, in der dagegen schon regelmäßig geimpft wurde. Er stammt nicht aus einem Risikoland. Es gibt verdammt noch mal kein einziges klinisches Anzeichen für eine Erkrankung, noch nicht einmal in seinem Umfeld. Und er selbst ist sogar ganz außergewöhnlich gesund.

Doch irgendein Herr in der Stadtverwaltung, der sich offenbar für besonders schlau hält, hat entschieden, dass er nur eingestellt wird, wenn er eine Röntgenaufnahme seines Brustkorbs vorlegen kann. Wenn es sinnvoll wäre, den Brustraum eines jungen Mannes vollkommen grundlos zu röntgen, dann müssten wir ja alle jungen Männer zum Röntgen schicken. Einfach so. Aber das ist leider gar nicht sinnvoll.

Eine Röntgenuntersuchung, die nichts bringt, ist zudem ein unnötiges Risiko.

Man wird ganz ohne Grund einer ordentlichen Dosis Strahlung ausgesetzt. (Nein, eine Röntgenaufnahme ist nicht wirklich gefährlich, aber wenn sie für die Katz' ist …) Außerdem kann das Röntgenbild einen unangenehmen Nebeneffekt nach sich ziehen: Dass man etwas entdeckt, was eigentlich gar nichts ist. Irgendetwas »Unklares« eben; das man ohne Röntgenbild nie bemerkt hätte, jetzt aber Tausende von Untersuchungen nach sich zieht, die ebenso wenig nützen und möglicherweise ebenso gefährlich sind. Jede dieser Untersuchungen kann wieder etwas zutage fördern, was zwar nicht ganz normal, aber eben auch nicht wirklich pathologisch ist, das geht gegen unendlich. Von der Angst, die der Patient erleiden muss, gar nicht zu reden. Ein Patient, der sich wohlgemerkt ganz gesund gefühlt hat. Am Ende stirbt der Typ noch an einer Blutvergiftung, die er sich bei der Lungenbiopsie geholt hat, die man aufgrund der völlig überflüssigen Röntgenaufnahme gemacht hat. (Gut, das ist jetzt vielleicht etwas überzogen, aber die Möglichkeit besteht.)

Mittlerweile bin ich richtig wütend – für wen halten sich diese selbstherrlichen Typen in ihren Büros eigentlich, dass sie mir vorschreiben wollen, welche Untersuchung ich veranlasse?

Ich mische mich doch auch nicht in ihre Arbeit ein. Erkläre ich ihnen, wie sie ihre Aufgaben erledigen sollen? Gehe ich her und fordere von ihnen das Ausfüllen irgendeines Formulars B458, wenn sie mir ein ärztliches Attest schicken?

Ich koche vor Wut. Aber ich habe auch verstanden, dass mir keine Wahl bleibt. Deshalb gehe ich an den Computer und drucke ein Überweisungsformular aus … an den Röntgenarzt … für eine Thorax-Aufnahme.

Anfangs habe ich es anders gemacht. Da hatte ich ein Formular gespeichert, auf dem es hieß: »Ich bestätige hiermit, dass Herr XY keinerlei Anzeichen erkennen lässt, die eine Röntgenaufnahme des Brustkorbs zur Kontrolle geraten scheinen lassen. Unterzeichnet: Dr. Jaddo.«

Doch damit habe ich den Schwarzen Peter meinem Patienten zugeschoben. Denn dem Idioten in seinem Büro ist es egal, ob Herr XY dieses Röntgen braucht oder nicht. Wenn er zwei Bewerber hat, nimmt er einfach den mit dem Bild. Ende der Geschichte.

So wird Herr XY zum Spielball in meinem Kampf mit dem Bürokraten. Für ihn steht ein Arbeitsplatz auf dem Spiel, während ich weiter Bürokratenschach spielen kann.

Deshalb springe ich seit einiger Zeit über meinen Schatten und stelle die Überweisung aus.

Dem Radiologen signalisiere ich durch ein paar Pünktchen anstelle eines Überweisungsgrunds, dass ich nicht weiß, wozu das alles gut sein soll.

Eines Tages werde ich einen dieser Bürokraten anrufen. Bei meinem Glück habe ich dann bestimmt ein schrecklich nettes Mädchen am Apparat, das nichts dafürkann. Und mir erklären wird, dass das Gesetz dies nun einmal vorschreibe und sie auch nichts dagegen machen könne, doch wenn Herr XY sein Röntgenbild nicht brächte, könne man das Formular C37 nicht ausfüllen, und damit würde Herr XY jede Chance auf eine Anstellung als Raumpfleger bei der Stadtverwaltung verlieren …

Manchmal träume ich davon, dass wir alle gemeinsam auf

die Straße gehen und gegen überflüssige ärztliche Atteste und Untersuchungen protestieren. Damit die Krankenkassen Geld sparen. Und damit auch die Beschäftigten. Und damit endlich mehr Zeit bleibt, sich um die Kranken zu kümmern.

Patient: »Ich trinke keinen Alkohol, nur Wein.«

Auf unsere Gesundheit

Patienten, die rauchen, trinken und essen, was ihnen schmeckt, sind Idioten. Sie werden Lungenkrebs, Leberzirrhose oder Herzinfarkte bekommen. Sie sind Idioten. Und unartig. Es interessiert sie kein bisschen, was wir auf uns nehmen, um sie bei guter Gesundheit zu halten.

Ein Großteil unserer Arbeit besteht darin, dafür zu sorgen, dass die Patienten mit dem Rauchen oder Trinken aufhören und nur noch grüne Bohnen essen.

Auf diesem Gebiet bin ich gaaaanz schlecht.

Möglicherweise liegt das daran, dass ich selbst rauche, gerne einen über den Durst trinke und mich in erster Linie von Nudeln mit Sahnesauce und Hamburgern ernähre. Meine sportliche Betätigung besteht darin, pro Woche zehn Stunden lang *World of Warcraft* zu spielen. Aber das sind nicht die einzigen Gründe. Glaube ich. Hoffe ich. Ach, ich weiß nicht.

An der Uni war »Gesund leben« das Steckenpferd eines meiner Profs, dessen Augen begannen, lüstern zu funkeln, wenn er Wörter wie »Prävention« oder »Motivation« in den Mund nahm. Was die Patienten anging, so musste man das denen einfach »begreiflich machen«.

Ihnen erklären, dass es schlecht ist, immer nur Wurst zu essen. Dass Bier der Gesundheit schadet und Nichtrauchen das Gebot der Stunde ist.

Das sollten wir ihnen »beibringen«.

Er hat sich wirklich Mühe gegeben, uns beizubringen, wie man das den Leuten beibringt. Wir sollten ihnen keine Schuldgefühle machen oder ihnen drohen, sondern sie vielmehr motivieren.

Vor allem, so erklärte er, solle man keinesfalls die Pose des allwissenden Arztes einnehmen, der den armen Sünder von der Höhe seiner moralisch einwandfreien Lebensführung herab stirnrunzelnd betrachtet und ihm signalisiert, dass er alles, aber auch wirklich alles falsch macht.

Denn, so erklärte er weiter, man müsse ihnen all das schließlich nur *begreiflich machen.*

»Man muss dem Jungen schließlich *begreiflich machen*, dass die Schule zum Lernen da ist, nicht wahr, Herr Doktor?«

Ich weiß nicht, was er seinen Patienten *begreiflich machen* konnte, doch wenn ich ihm zuhörte, überfiel mich schon nach fünf Minuten das unbezwingliche Verlangen nach einer Zigarette. Leider hatte er die Gabe, uns Studenten zu sagen, wir dürften nicht altväterisch allwissend wirken, während er gleichzeitig die altväterische Allwissenheit in Person verkörperte.

Ich hatte noch einen anderen Prof, der sich gern mit Gesundheitsvorsorge beschäftigte. Er meinte immer, das Rauchen aufzuhören sei ja gar nicht so schwer. Alles, was dazu nötig sei, sei WIL-LENS-KRAFT. Natürlich schön mit Silbentrennung gesprochen. Er verschrieb nicht einmal Nikotinersatzstoffe, wenn der Patient ihn ausdrücklich darum bat. Denn schließlich brauchte man dazu einfach nur WIL-LENS-KRAFT. Und so ein Pflaster sei doch nichts anderes als eine weitere Zigarette, die man sich auf den Arm klebe, um die Gewinne der Pharmafirmen noch fetter werden zu lassen.

Denn, so meinte er: »Mit dem Rauchen aufzuhören ist wirklich nicht so schlimm, wenn man das mal mit anderen Dingen vergleicht. Wussten Sie, dass es Leute gibt, die auf dem Fahrrad durch die ganze Welt reisen? Auf dem FAHRRAD! Stellen Sie sich mal vor, wie viel WIL-LENS-KRAFT Sie dafür brauchen!«

Aber bis heute, trotz der zahllosen hochkarätigen Fortbildungen, weiß ich leider immer noch nicht, wie ich das meinen Patienten *begreiflich machen* soll.

Wenn ich mich selbst höre, wie ich eine Diät verordne (Was für ein Ausdruck! Fast so schön wie *begreiflich machen*!), feixe ich innerlich. Na ja, man müsste mir das Ganze eben zuerst mal *begreiflich machen* … »Oh Mann, wenn er wirklich das tut, was du ihm da vorschlägst, muss er schon sehr verzweifelt sein …«

Ich mache dabei nämlich jeden erdenklichen Fehler. Zum einen kann ich nicht gut erklären, wozu das Ganze gut sein soll. Ernährungslehre langweilt mich. Ich verstehe nicht das Geringste davon – und wie man die vielbeschworene Willenskraft aufbringt, kann ich auch nicht sagen!

Theoretisch gibt es ja Diäten für Diabetiker, Diäten für zu

hohe Triglyzeridwerte, andere für zu hohe Cholesterinwerte. Doch wenn ich in meinen Büchern die einzelnen Diäten nachlese, dann sage ich mir am Ende immer: »Hmm, weniger Zucker, weniger Fett und dafür jede Menge Gemüse. Das sieht doch alles gleich aus …«

Das ist ein bisschen wie mit dem Kortison in der Dermatologie: Am Ende läuft doch alles aufs Gleiche hinaus.

Und dann weiß ich eigentlich auch nicht so recht weiter.

Wenn ich Diätregeln erklären soll, stelle ich immer wieder fest, dass mir das nicht so recht gelingen will. Ich glaube nämlich nicht daran.

Der Mann, der mir gegenübersitzt, hat sicher fünfzig Jahre seines Lebens darauf gewartet, dass ihm ein Mädchen mit Rattenschwänzchen erklärt, dass es besser ist, grüne Bohnen zu essen als Pizza, und dass Rauchen zu Lungenkrebs führen kann.

Aber ich werde ihm ein paar Zahlen liefern. Ganz neutral. Ihm sagen, dass das »schlechte« Cholesterin das Risiko erhöht, Herz-Kreislauf-Krankheiten zu entwickeln. Dass es durch die Ernährung beeinflusst werden kann. Und dass bestimmte Nahrungsmittel den LDL-Spiegel steigen oder sinken lassen.

Dann hat er sämtliche Informationen, die er braucht, und kann selbst entscheiden.

Vielleicht werde ich ja mit den Jahren besser. Oder wenn ich aufhöre zu rauchen.

Mutter: »Frau Doktor, sagen Sie ihm doch, dass es nicht gut ist, wenn man zu viel Zeit am Computer verbringt.«

Flickwerk

Im Augenblick sind unter meinen Patientinnen drei Frauen zwischen zweiunddreißig und vierunddreißig, die an Gebärmutterhalskrebs sterben werden.

Das beruhigt.

Man kann sich die Zahlen ansehen, man kann sich sagen, dass die Krankheit in diesem Alter gewöhnlich nicht vorkommt, man kann sich sagen, dass man es in der Palliativmedizin immer mit Härtefällen zu tun hat. All das beruhigt ein bisschen.

Aber dann überkommt es mich doch, und ich sage mir: »Mädchen (ja, das war so ein Moment für den Mädchen-Vortrag), es ist ja ganz angenehm, dass du dir die Pille selbst verschreiben kannst. Und es ist wirklich super, wenn du all deinen Freundinnen immer wieder Vorhaltungen machst, weil sie nicht zur Vorsorgeuntersuchung gehen. Aber du warst auch seit neun Jahren nicht mehr dort!«

Gesagt, getan. Nur vier Monate später sitze ich bei der Gynäkologin.

Sie fragt nach meiner Adresse, meinen Vorerkrankungen, meinem Beruf (ähm, ich bin Ärztin ...) und nach dem Datum der letzten Untersuchung ... Ähem ...

Ich muss mich entkleiden, sie lässt mich auf den Stuhl klettern, macht einen Abstrich, lässt mich wieder herunterklettern und hält mir ein mit einer Flüssigkeit getränktes Tüchlein hin.

Ach, denke ich. Ist ja nett. Aber so viel Gel hat sie doch gar nicht aufs Spekulum geschmiert. Ich fühle mich jedenfalls nicht schmutzig.

Dennoch wische ich mich ab.

Da sieht sie mich mit großen Augen an und meint (ich zitiere wörtlich): »Das ist nicht für die Muschi, sondern für die Hände.«

Aha.

Ah ja.

Na gut.

Muss wohl stimmen, denn es brennt ganz ordentlich.

Steve McQueen: »Bis hierher ging's noch gut.
Bis hierher ging's noch gut.
Bis hierher ging's noch gut.«

Die Macht der Perversion

An dieser Stelle möchte ich mir eine kleine Abschweifung erlauben. Aus zweieinhalb guten Gründen:

Ich möchte Ihnen nämlich vom besten Ratschlag erzählen, den ich im Leben je bekommen habe. Er hat mich aus so vielen schwierigen Situationen gerettet, dass ich ihn einfach nicht für mich behalten sollte.

Wenn man erstens davon ausgeht, dass Medizin auch Vorbeugung heißt, dann ist es vielleicht gar keine Abschweifung. Und zweitens habe ich einfach Lust, die Geschichte zu erzählen.

Für ein kurzes Kapitelchen werde ich also meinen Kittel an den Nagel hängen und einen Rock anziehen.

Im Laufe der Zeit habe ich mir ziemlich viele Gedanken darüber gemacht, wie ein sogenannter Perverser eigentlich so tickt.

Perverse sind für mich all jene, die so ticken, wie Perverse meiner Meinung nach ticken. Ganz einfach ausgedrückt.

Wir reden hier also von *meinen* höchstpersönlichen Perversen. Ohne irgendeinen Hintergedanken. Natürlich ist alles immer Definitionssache, aber mein Standpunkt ist folgender: Das ist meine Schublade, was Sie da hineinpacken oder ob Sie was hineinpacken, ist Ihre Sache.

Meine Perversen schüren Zweifel und aalen sich in dem Unbehagen, das sie dadurch auslösen.

Meine Perversen ziehen nicht das Messer und brüllen: »Ich mach dich kalt, du Schlampe. Und dann vergewaltige ich noch einen neugeborenen Hunderüden.«

Vor solchen Kerlen hat man zu Recht Schiss, aber sie lösen nicht diese unterschwellige Angst aus.

Der Umgang mit ihnen gestaltet sich ja auch relativ einfach. Irgendwie scheinen sie alle eine Art Warnschild auf der Stirn zu tragen: »Gefährlicher Irrer!« Sollte jemals ein Perverser dieses Typs unseren Weg kreuzen, so läuft man zum nächsten Polizisten und sagt: »Herr Polizist, da hinten steht ein Mann, der mit dem Messer herumfuchtelt und zu mir gesagt hat: ›Ich mach dich kalt, du Schlampe‹.«

Doch ein wahrhaft Perverser ergötzt und nährt sich am Zweifel.

Er nimmt sein Opfer an der Hand und geleitet es von

Zweifel zu Zweifel, immer einen kleinen Schritt weiter, so lange, bis …

Jeder Schritt ist so klein, scheint so winzig, dass man sich sagt: »Ach, das ist ja gar nicht schlimm. Das ist ja nur eine Kleinigkeit, über die ich mir keine Gedanken machen muss. Ich sehe wirklich schon Gespenster.« Man grübelt ein bisschen, fühlt sich ein wenig unbehaglich, aber dann ergreift man doch die dargebotene Hand und lässt sich den ersten Schritt führen. Und dann den zweiten und den dritten. Lauter winzig kleine, lächerliche Schritte … Eigentlich ist es gar nichts.

Doch plötzlich kommt nach den vielen kleinen Schritten der eine entscheidende, der uns eine Grenze überschreiten lässt, die wir eigentlich nicht überschreiten wollten. Man sieht diese Grenzlinie, hält inne, lässt die Hand los. Man dreht sich um und will zurück.

Da merkt man erst, wie weit man eigentlich schon gegangen ist. Hand in Hand mit dem anderen. Man sagt sich: »Lieber Gott! Habe ich es wirklich so weit kommen lassen? Wie kann ich jetzt noch nein sagen? Ich hätte mich schon längst zur Wehr setzen müssen. Jetzt ist es zu spät. Ich bin ja selbst schuld. Ich habe schließlich stillschweigend mein Einverständnis gegeben.«

So wird das Opfer zum Komplizen.

Und manchmal machen wir den nächsten Schritt auf diesem Weg sogar aus freien Stücken, um uns keine Blöße zu geben. Obwohl wir ein ungutes Gefühl dabei haben. Und uns insgeheim fragen, wohin das führen soll, weil wir den vagen Verdacht haben, dass das nicht gut enden kann.

Und so wird das Opfer zum Mittäter.

Das ist die furchterregende Effizienz der Perversion. Das ist die Macht des wahren Perversen.

Denn man kann eben nicht zum nächsten Polizisten laufen und sagen: »Herr Polizist, da drüben steht ein Mann, der mich gebeten hat, einen winzigen Schritt zu tun, bei dem ich mich irgendwie nicht ganz wohl fühle.«

Und so kann der Perverse sein Opfer fröhlich pfeifend weiter isolieren. Er schwächt es, macht es zum Mittäter, bis er es zu einem kleinen, zitternden Etwas reduziert hat.

Der beste Rat meines Lebens aber hilft auch in solchen Fällen. Meine Mutter hat ihn mir gegeben, als ich noch klein war. Und es ging damals auch um Perverse.

»Vertrau deinem Gefühl. Hör auf deine innere Stimme. Wenn du mit jemandem zu tun hast, der dir komisch vorkommt, dann merk dir eines: Auch wenn diese Person ein Erwachsener ist, hast du immer und unter allen Umständen recht. Irgendwo schrillen in dir die Alarmglocken, also hör auf sie!«

Diese Vorstellung hat mich stets schon vor dem ersten Schritt bewahrt.

Dieses ungute Gefühl ist nicht merkwürdig. Es ist die Alarmglocke, die schrillt. Und wenn sie schrillt, gibt es dafür einen Grund. Basta.

Heute bin ich erwachsen (zumindest so gut wie). Ich weiß nicht, wie oft meine Alarmglocken mittlerweile geschrillt haben. Aber es gab immer einen Grund. Die wenigen Male, da ich sie ignoriert und den ersten Schritt getan habe, weil er eben gar so winzig erschien, musste ich regelmäßig feststellen, dass der Alarm nicht umsonst losging. Und dass es kein Fehlalarm war.

Anfangs ging es noch darum, mich vor Perversen zu schützen.

Später stellte ich fest, dass der Rat meiner Mutter mich auch vor nicht sexuell orientierten Perversen schützte.

Und mich auch in vielen, vielen anderen Fällen schützte. Sogar in der Praxis.

Patient: »Frau Doktor, können Sie mir was zum Schlafen geben?«

Eine schöne Geschichte

Komm herein, denke ich, ich erinnere mich an dich. Natürlich erinnere ich mich an dich. Du warst erst letzte Woche hier, obwohl ich dich vorher in meiner Praxis noch nie gesehen habe.

Du kommst aus Afrika und bist erst seit ein paar Monaten hier. Ferien machen, sagst du. Du bist so jung, so aufmerksam, so hübsch. Du kommst aus einer großen afrikanischen Stadt, aber ich kann mich nicht mehr erinnern, aus welcher, entschuldige bitte. Allerdings sind mir gleich dein perfektes Französisch aufgefallen und deine sehr europäische Art. Du hattest keine Versichertenkarte, keine Sozialversicherung, aber du würdest alles aus eigener Tasche bezahlen, das sei kein Problem.

Du bist wegen Schlafstörungen gekommen.

Du hast mir mit deiner schönen, stets ein wenig abwesenden Stimme erklärt, dass dein Freund mit dir Schluss gemacht hatte, dort, in Afrika, dass du dich deshalb in die Ferien geflüchtet hast und seitdem einfach nicht mehr schlafen kannst.

Du hast mir eine wunderschöne Schlafstörung geliefert, wie aus dem Lehrbuch, die beste meiner noch jungen Laufbahn als Ärztin.

Genauso war es dir ergangen, als dein Vater starb. Du hast drei oder vier Wochen lang ein Schlafmittel bekommen: Stilnox. Das hast du genommen, bevor du dich hingelegt hast, und dann war es wieder vorbei. Seitdem hast du kein Schlafmittel mehr genommen.

Es war eine rührende Geschichte.

Mir war irgendwie nicht wohl dabei, aber die Geschichte war trotzdem gut.

Nachdem du weg warst, habe ich noch viel über dich nachgedacht. Ich habe überlegt, ob du mich wohl angelogen hast. Es kommen ja immer wieder Leute mit den schönsten Geschichten zum Arzt, und am Ende kommt heraus, dass sie irgendwelche Benzodiazepine haben wollen. Doch nur wenige Geschichten sind so perfekt wie deine.

Ich war mir nicht ganz sicher, ob du nicht doch lügst. Andererseits wollte ich nicht immer so misstrauisch sein. Man fängt so schnell an, allem und jedem zu misstrauen. Und da man den Leuten ja nicht ihre perfekten Geschichten vorwerfen kann, da man sich ja nicht nur auf sein Gefühl verlassen kann, seinen Instinkt, die Antennen, die etwas auffangen, was sich nicht recht in die Geschichte fügt, habe ich dir – im Zweifel für den Angeklagten – verschrieben, was du wolltest.

Auch weil hinter einem Menschen, der Stilnox verschrieben haben möchte, ein Kranker steckt. Anders krank vielleicht, aber dennoch krank. Und auch für diesen Menschen muss man tun, was man kann. Man muss ihn hervorlocken, an den Haken bekommen, dafür sorgen, dass er wieder in die Praxis kommt, und mit ihm arbeiten. Eben zu diesem Zweck macht man dann Zugeständnisse.

Du gingst hinaus und meintest, du würdest dich gerne noch einmal einer gründlichen Untersuchung unterziehen, solange du in Frankreich bist. Und du würdest wiederkommen.

Du bist wiedergekommen.

Aber nicht wegen der Untersuchung. Du hättest schon früher kommen wollen, aber da ich nicht da gewesen sei und du wirklich zu *mir* gewollt hättest, seist du wieder gegangen. Aber dafür seist du jetzt hier.

Denn man habe dir deine Handtasche geklaut. Und was wirklich blöd war. Dein Stilnox-Rezept war drin.

Danke, dass du mir Wasser auf meine Mühlen gießt und mein ungutes Gefühl in Gewissheit verwandelst. Das wird mir künftig eine Hilfe sein.

Der Vorhang hat sich gehoben. Es folgt der zweite Akt.

Ich weiß jetzt, irgendetwas ist hier faul. Du bist immer noch hübsch, ruhig, vollkommen, und ich habe immer noch ein ungutes Gefühl. Meine Alarmglocken schrillen lauter als zuvor, und ich verstehe es nicht. Irgendwie ist das Ganze nicht fassbar für mich. Da läuft irgendein Riesending, aber ich weiß immer noch nicht, worum es dabei geht.

Deine zweite Geschichte ist ebenso perfekt wie die erste. Du bist immer noch abwesend, obwohl du mir genau zuhörst, du bist immer noch unglaublich nett.

Du kennst deinen Text, aber du spielst schlecht.

Und da ich weiß, dass wir beide Theater spielen, mir ist nur noch nicht klar, welches Stück, gebe ich dir das Stichwort.

Auch ich spiele schlecht. Und ich habe das Gefühl, wir wissen es beide.

»Hmmm, sollen wir vielleicht den Wirkstoff wechseln?«

Aber das hast du kommen sehen. Diese Nachtigall trapst nicht, sie trampelt. Und so zählst du mir alle Wirkstoffe auf, die bei dir nicht anschlagen. Denn du bist irgendwie »gegen Medikamente ziemlich resistent«. Du versuchst sogar, mir ein paar bestens beschriebene Panikattacken unterzujubeln, um das Ruder noch herumzureißen, aber dann lässt du es sein.

Ein paar Minuten lang spielen wir noch die Bälle hin und her.

Wir tun so, als ob du dich wirklich gründlich untersuchen lassen willst. Ich tue so, als nähme ich das ernst, und höre dir interessiert zu. Ich tue so, als ob ich dir die Mechanismen des gesunden Schlafes erklären müsste, und du tust so, als würdest du mir aufmerksam zuhören. Ich gebe dir die Adresse einiger Psychologen. Und du tust so, als wolltest du tatsächlich einen konsultieren. Wir sind sehr nett zueinander, als du aufstehst und gehst. Beide lächeln wir.

Aber ich weiß, dass du jetzt für immer weg bist.

Ich glaube nämlich, meine Liebe, dass du diese Stilnox schlicht und einfach verkaufst. Du wirfst sie nicht selbst ein, du besorgst sie für andere. So betrachtet, bekommt die Angelegenheit langsam ein Gesicht.

Das war es, was nicht stimmte.

Ich habe bei dir ein Leiden gesucht, das du nicht hattest. Ich dachte, du seist vielleicht abhängig, drogensüchtig, verrückt vor Angst. Ich habe dich gesucht, aber nicht gefunden.

Aber jetzt erst habe ich eine Erklärung für deine Versiertheit, deine Höflichkeit und dein gutes Aussehen.

Erst jetzt weiß ich, weshalb ich mich bei der ganzen Sache so mies fühlte. Ich habe gespürt, dass ich auch dort noch manipuliert wurde, wo der Vorhang zum zweiten Akt längst gehoben war.

Mir ist nun klar, weshalb du so ruhig geblieben bist, als ich dir dein Rezept verweigerte. Denn an diesem Punkt des Arztgesprächs zeigt ein Süchtiger meist irgendeine Reaktion. Man sieht die Panik in seinen Augen aufflackern, und seine Stimme beginnt zu zittern. Er muss sich eine neue Lüge ausdenken, weil er sich nicht geschlagen geben darf, er muss es versuchen.

Wie ungeheuer verführerisch du warst. Abhängige manipulieren, sie verführen nicht.

Ich weiß, dass es keinen dritten Akt geben wird. Zumindest wird er in einer anderen Praxis gespielt. Zu meiner großen Erleichterung. Denn ich hätte nicht gewusst, wie ich mich dir gegenüber verhalten soll, du wunderschöne Meisterin der Manipulation.

Patient: »Ich war seit zwei Monaten nicht mehr wirklich anwesend.«

Zeichen und Wunder

Eigentlich ist sie wegen einer anderen Sache hier. Aber sie glaubt auch, schwanger zu sein. Und weil das die Behandlung dieser Sache etwas verkomplizieren würde, will ich es genau wissen.

»Wie kommen Sie denn darauf?«

»Na ja, ich hab vor fünf Wochen die Pille abgesetzt, und letzte Woche habe ich meine Tage nicht bekommen.«

Hmm, denke ich. Also, wenn sie die Pille abgesetzt hat, ist es ganz natürlich, wenn ihre Periode ein wenig aus dem Takt gerät. Natürlich *könnte* sie schwanger sein. Aber dann wäre sie wahrscheinlich eine der zehn fruchtbarsten Frauen der Welt.

»Hmm. Nach Absetzen der Pille fällt der Zyklus öfter mal unregelmäßig aus. Gibt es denn andere Anzeichen, die Sie zu dieser Vermutung veranlassen?«

»Manchmal spüre ich so ein komisches Ziehen im Bauch ...«

»Ja ...?«

»Und vorgestern fühlten sich meine Brüste ganz schwer an.«

»Mmm-hhhmmm.«

Schweigen. Tastaturgeklapper.

»Ach so, und der Schwangerschaftstest, den ich vorgestern gemacht habe, ist positiv ausgefallen.«

»Ach so, verstehe ... Nun, das ist natürlich ein Anzeichen.«

Patient: »Es sind die Schmerzen, die so weh tun.«

Wie weh tut's denn?

Ich hasse Madame Robert.

Ich weiß, es gehört sich nicht, Patienten zu verabscheuen, aber ich kann es nicht ändern.

Vielleicht entlastet es mich ein wenig, dass sie wirklich abscheulich ist. Und sie ist nicht *wirklich* meine Patientin. Man hat mich mit meinen Rattenschwänzchen gerufen, weil ich Expertin in Palliativmedizin (*sic!*) bin. Madame Roberts Mann hat eine tödliche Krebserkrankung. Darmkrebs, und es ist leider nichts mehr zu machen.

Monsieur Robert ist ein kleiner Mann mit einem kleinen Schnurrbart, der auf seinem kleinen Sofa langsam vor sich hin stirbt. Man kann kaum glauben, dass so ein großer Krebs in einem so kleinen Mann Platz haben soll, doch am Ende geht eben alles.

Madame Robert erzählt jedem, der es hören will, dass sie ihren krebskranken Mann pflegt. Manchmal möchte man meinen, dass sie den Krebs hat und nicht ihr Mann. Manchmal aber scheint sie ihren Mann mit dem Krebs auch einfach nur zu hassen.

Möglicherweise ist es von allem ein bisschen.

Bis vorgestern habe ich Madame Robert nur einmal gesehen und vier- oder fünfmal am Telefon gesprochen. Das genügte, um eine tiefe Abneigung gegen sie zu entwickeln.

Sie ist ja nicht meine Patientin, aber ich kann mir gut vorstellen, wie sie in die Sprechstunde kommt: Triumphierend hält sie eine Karteikarte hoch, auf der vorne alle Nebenwirkungen der Medikamente stehen, die sie bereits ausprobiert hat, und auf der Rückseite alle, die man ihr »aufschreiben« soll.

Madame Robert ist eine Managerin. Nicht ihr Mann bekommt die Behandlung, sie *gibt* sie ihm. Deshalb verläuft eine typische Begegnung mit den beiden auch so:

»Welche Medikamente bekommen Sie denn im Moment gegen die Schmerzen, Monsieur Robert?«

Monsieur Robert: »Ich ...«

Madame Robert: »Ich gebe ihm morgens und abends je ein Senan und mittags ein Astiksenan ...«

Wie gesagt: Nicht ihr Mann bekommt die Behandlung, Madame Robert gibt sie ihm. Wie man es auch dreht und wendet, es ist ihre Therapie, und sie gibt ihm nur, was sie für gut – für ihn – hält.

»... und mittags ein Astiksenan, aber nicht mehr, weil er sonst nicht mehr pinkeln kann. Der andere Arzt hat ihm ein Xanax 25 verschrieben, aber davon gebe ich ihm zwei, denn das ist ja wohl dasselbe, als wenn er ein Xanax 50 bekäme, nicht wahr? Mit dem Gabatenpin habe ich aufgehört, weil er angefangen hat zu zittern, und warum soll er ein Medikament bekommen, wenn es ihn nur krank macht? Vom Cortancyl gebe ich ihm lieber eines statt zwei, denn mit seinen Nieren, wissen Sie ... Und da er das Diantalvic gut vertragen hat, das man mir für meinen Hexenschuss gegeben hat, wechsle ich es mit dem Astiksenan ab. Das tut ihm gut.«

Offenbar hat Monsieur Robert all die Nebenwirkungen, die seine Frau auf ihren Medikamentenkärtchen notiert hat.

Madame Robert weiß nämlich Bescheid.

Alles, was ich ihr nun sage, wusste sie schon, außerdem hatte sie sich das ja gleich gedacht, aber der Arzt/Apotheker/

Monsieur Robert/die Krankenschwester/das Krankenhaus wollte ja nicht hören.

Sie hatte doch gleich gesagt, dass er vom Astiksenan viel zu schläfrig werden würde, aber man hat es ihm trotzdem verschrieben. Sie gibt es ihm natürlich nicht.

Denn sie erträgt es nicht, wenn er tagsüber schläft. Sie mag es lieber, wenn er wach ist. Natürlich hat er dann Schmerzen, das stimmt schon, aber wenigstens schläft er nicht.

»Die Schmerzen nehmen, die Schmerzen nehmen, jeder redet immer nur davon, dass man ihm die Schmerzen nehmen will, aber dass er dann daliegt wie ein Sack Kartoffeln, das kümmert keinen. Herzlichen Dank!«

Sagt sie. Vor ihm.

Madame Robert kennt sich aus. Sie könnte Krankenschwester werden mit all dem Wissen, das sie bei der Pflege aufgeschnappt hat.

Vor Monsieur Robert hat sie schon ihre Mutter versorgt, bis diese starb. Dann die Schwester. Mittlerweile weiß sie wirklich Bescheid. Nun ja, sie sagt »Astiksenan«, weil der Name des Medikaments zu schwierig ist, aber eines muss man ihr lassen: Sie kennt sich aus. Sie hat sich um alle gekümmert, aber wenn sie mal an der Reihe ist, wird niemand mehr da sein.

Während sie von »ihm« spricht, während er danebenliegt, fragt sie mich: »Wie lange wird es denn noch dauern, *diese Sache da*?«

Madame Robert kennt die Tricks der Pfleger.

»Wie weh tut es Ihnen denn, Monsieur Robert?«

Monsieur Robert: »Ich …«

Madame Robert: »Zwischen null und zehn – wie viel, Robert??«

Monsieur Robert: »Ich …«

Madame Robert: »Jetzt mach schon, der Doktor fragt dich, wie viel! Jetzt antworte schon! Gut … Jetzt zeig, wo's dir weh tut! Zeig ihr deinen künstlichen Darmausgang!«

Und dann hebt Monsieur Robert schweigend die Hand und fährt damit über die Hüfte. Seine Frau aber schlägt ihm auf die Finger wie einem Kind, das Leckereien aus der Keksdose klaut.

»Nein, nicht da! Dort!«, schimpft sie.

Das war eine unserer Begegnungen.

Vorgestern bin ich dann noch einmal zu den Roberts gefahren. Übrigens geschah das gegen den ausdrücklichen Willen von Madame Robert, die meinte, was es denn für einen Sinn habe, wenn ich ihn ansähe, wo ich doch sie am Telefon hätte, die mir genau sagen könne, wie es ihm geht.

Den Besuch schwierig zu nennen, wäre eine absolute Untertreibung. Es hat mir förmlich weh getan. Körperlich.

Das Zimmer war voller Leid und voller Schmerz, der erstickend greifbar war.

Er lag steif wie ein Toter auf seinem Sofa, mit gerunzelter Stirn, erstarrter Miene, das Leiden in Person. Doch er lag nicht im Sterben, er war noch nicht am Ende seines Lebens angekommen. Er aß, er sprach, er konnte sich bewegen.

Er hatte einfach nur Schmerzen. Jede einzelne Sekunde. Sobald er ausatmete, stöhnte er. Alle paar Minuten hob er den Oberkörper ein wenig an, legte die Hand auf die Brust und stieß einen erstickten Schrei aus. Dann stöhnte er weiter.

Ich fragte ihn, ob er diese Schmerzen schon seit längerem habe.

Sie antwortete: »Ich weiß nicht, ob er Schmerzen hat. Hast du Schmerzen, Robert? Antworte! Hast du Schmerzen? Du sagst ja nichts, du liegst nur da und stöhnst. Jetzt sag doch, ob du Schmerzen hast.«

Wenn ich mich heute auf dem Sofa zusammenkrümme wie damals Monsieur Robert, wird jeder, der mich sieht, sagen: »Oh, hat die aber schlimme Schmerzen.«

Wenn ich ein Foto von Monsieur Robert zeigen würde, wie er so daliegt, würde man unweigerlich sagen: »Mein Gott, der Mann muss ja Schmerzen haben!«

Wenn ich die Laute aufnähme, die er von sich gab, und sie vorspielte, würde man sagen: »Mein Gott, muss der Schmerzen haben!«

Irgendwann fing er an zu weinen: »Ich habe es satt, ich habe es so satt!«

Und sie entgegnete: »Aber, aber, aber ... Wer wird denn gleich so zornig sein, mein Spatz!« Dabei zwinkerte sie ihm zu.

Seit diesem Tag, muss ich zugeben (und ich verstehe selbst nicht, wieso), verabscheue ich sie nicht mehr ganz so heftig.

Vielleicht weil sie irgendwann, ich weiß nicht mehr, was ich gerade gesagt hatte, erklärte: »Ich weiß schon, wie es aussieht. Ich weiß schon, dass ich wie eine verrückte Furie wirke.«

Vielleicht weil dieses Dauerstöhnen so unerträglich war, dass ich zum ersten Mal begriff, dass sie es nicht mehr aushielt.

Vielleicht weil man einfach irgendetwas tun muss, wenn man die geballte Gewalt dieses Schmerzes jeden Tag zu spüren bekommt.

Vielleicht weil Sie, wenn ich Ihnen ein Foto von Madame

Robert zeigen würde, mit Sicherheit nicht sagen würden: »Mein Gott, was muss die für Schmerzen haben!« Dabei stöhnt sie genauso. Nur innerlich.

Pharmavertreter: »Wird von den Damen sehr geschätzt, da die schwarze Verpackung sehr schick ist und in der Handtasche nicht auffällt.«

Keuschheit

Anfangs traute ich mich nicht, nein zu sagen. Schließlich hat es jeder schon mal getan. Man wirkte so erwachsen, und es war einfach schick. Außerdem hätte es die Leute geärgert, wenn ich nein sagte, wo alle ja sagten. Hätte ich es nicht getan, hätte man mich für hochnäsig gehalten.

Also sagte ich ja.

Ich fand es nicht gerade toll, es nervte mich geradezu. Außerdem fühlte ich mich hinterher ein wenig schmutzig. Aber immerhin hatte ich es getan. Jetzt war ich wie alle anderen. Ich tanzte nicht mehr aus der Reihe. Ich hatte es getan und dabei an etwas anderes gedacht. Das erleichterte mir das Leben.

Aber eines Tages hatte ich genug Mumm, endlich nein zu sagen. Endlich war ich alt genug dazu.

Natürlich haben die Leute darüber geredet. Es war ja nicht unbegründet oder unhöflich, denn ich fiel nur aus dem Rahmen.

Ich war nämlich plötzlich die Assistenzärztin, die keine Vertreter empfängt und deren Präsente ausschlägt. (Tata!)

Natürlich war es manchmal hart. Ich musste mir immer von meinen Freunden diese »Superlampe zur Pupillenuntersuchung« ausleihen und schwor mir jedes Mal wieder, dass ich mir endlich selbst eine besorgte.

Ich habe nur zwei Ausnahmen gemacht: eine Tafel Schokolade, die im Schwesternzimmer liegengeblieben war, und mehrere Kugelschreiber. Aber ich möchte ausdrücklich darauf hinweisen, dass die Kugelschreiber alle von Kollegen ausgeliehen waren und ich sie nur nie zurückgegeben habe. Sie stammten also nicht direkt von der »Quelle«.

Und dann natürlich das tolle EKG-Lineal, das »alle Kardiologien haben, weil es einfach das beste, aber leider nicht mehr käuflich zu erwerben ist«. (Bei uns war es gelb und durchsichtig – nur so nebenbei gesagt, für die Kenner.) Aber auch das habe ich von meinem Arzt im Praktikum bekommen, als ich im zweiten Studienjahr war.

Das zählt also nicht, finde ich.

Und letztlich muss ich mir auf das Ganze auch nichts einbilden. Ich kam schon bald dahinter, dass Werbegeschenke ihre Tücken haben. Zwei Begegnungen waren dafür ausschlaggebend: zum einen die mit den beiden Ärzten, die in mir den Wunsch geweckt haben, Hausärztin zu werden. Sie haben mich mit ihrem Abscheu gegenüber Pharmavertretern quasi geimpft. Zum anderen meine erste Begegnung mit leibhaftigen Exemplaren dieser Gattung, die mich bald in meiner Haltung bestätigte.

Bei der Gelegenheit habe ich Dick und Doof gewissermaßen in persona kennengelernt. Doof war der Große, der dem Kleinen bei seinen ersten Gehversuchen in diesem Metier

Hilfestellung gab. Der Kleine hatte es nämlich noch nicht so richtig drauf. Er wirkte eher wie ein Tonband, nur mit einem schöneren Outfit und einem breiteren Lächeln. Er holte tief Luft und setzte zu einer Wortkaskade an, die erst erstarb, wenn ihm die Luft ausging. Irgendwie erinnerte er mich an Nicolas, meinen Banknachbarn in der ersten Klasse, der ohne Luft zu holen Abzählreime deklamierte. »Eine Ameisevonachtzehnmeternhöhemiteinemhutaufdemkopf, dasgibtesnicht, dasgibtesnicht!« Am Ende des Vortrags lächelten die Herren Vertreter und zogen aus ihren Mary-Poppins-Taschen einen hübschen Terminkalender mit dem Firmenlogo von *Fosavance*. Auf jeder Seite wurde das Medikament gegen Osteoporose gepriesen. Man erklärte sogar, in welcher Dosierung es verschreieben werden sollte. Sie wollten uns Ärzten die ganze Mühe ersparen.

Doch ich war wild entschlossen. Und so presste ich nur zwischen zusammengebissenen Zähnen hervor: »Herzlichen Dank, aber ich empfange keine Pharmavertreter.«

Sie sahen mich mit großen Augen an und ließen ihr strahlendes Lächeln, mit dem sie bestimmt auch bei Zahnmedizinern gepunktet hätten, nicht für einen Sekundenbruchteil fallen. Als wären sie direkt einer Werbung für gesunde Beißerchen entsprungen.

Souverän parierten sie meine trotzige Absage. Der Große: »Das verstehe ich natürlich, aber würden Sie mir erklären, weshalb? Es interessiert mich einfach.«

Zunächst traute ich mich nicht so recht mit der Sprache heraus. Schließlich genierte ich mich ein wenig. Es war, als würde man während des Kochens anrufen, weil man mir eine Küchenmaschine andrehen wollte, und ich würde den Kerl abwürgen, weil ich nicht wollte, dass meine Nudeln verkochen, obwohl ich im Grunde Mitleid mit dem Typ am anderen Ende der Leitung hätte. Er machte ja auch nur seinen Job.

Also fing ich an, mich zu rechtfertigen: »Wissen Sie, ich versuche, unabhängig zu bleiben. Ich nütze andere Möglichkeiten zur Fortbildung. Ich habe zum Beispiel zahlreiche Zeitschriften abonniert …«

Einhellige Zustimmung. Man müsse sich seine Unabhängigkeit unbedingt bewahren, und genau deshalb seien sie hier, denn sie hätten Informationen für mich, die mir erlauben würden, meine Unabhängigkeit besser zu wahren.

Worauf ich stotterte, das möge ja sein, aber es gehe wirklich nicht, es sei auch nicht persönlich gemeint.

Das Strahlen wurde noch strahlender, als sie mir sagten: Ja, sie verstünden das vollkommen. Eine Woche später standen sie wieder auf der Matte und erklärten, sie wüssten durchaus noch, was ich zu ihnen gesagt habe, sie wollten mich auch gar nicht stören, aber sie hätten da gerade ein schönes Buch über chirurgische Notfälle, das würden sie mir einfach mal dalassen, auch ohne dass ich mit ihnen rede, nur so, völlig unverbindlich, kein Grund zur Sorge.

Es war zum Verzweifeln.

Und eines Tages, als ich einmal ganz besonders genervt war und auf alles Lust hatte, nur nicht auf diese endlosen Monologe für zwei Personen, und man mich wieder einmal fragte, weshalb ich keine Pharmavertreter empfange, da entfuhr es mir: »Weil mein Großvater von einem Pharmavertreter überfahren wurde.«

Die bereits großen Augen wurden noch größer, genauer gesagt: sehr, sehr groß. Es war der entscheidende Schlag in unserem Match und das Ergebnis einfach großartig. Seitdem ist dies mein Lieblingssatz geworden. Versuchen Sie's mal: Es wirkt Wunder, auch bei anderen unangenehmen Zeitgenossen.

Kindermund: »Wo ist denn der echte Doktor?«

Wenn Sie Jaddo sprechen wollen, legen Sie bitte auf ...

Der große Tag: Ich mache ganz allein Vertretung in einer Arztpraxis.

Ich bin schon groß. Ich bin stark. Ich trage nur noch selten Rattenschwänzchen.

Ich komme extra etwas früher, um mich mit den Gegebenheiten der Praxis vertraut zu machen.

Messlatte: vorhanden, Formulare für Rezepte und Krankschreibung: vorhanden, Einmalhandschuhe Größe XL: vorhanden, Einmalhandschuhe in meiner Größe: sind noch in der Einmalhandschuhfabrik. Gut, das sollte trotzdem klappen.

Dr. Kirsche zeigt mir, wie man den Computer einschaltet, wie man die Patientenakten öffnet, wie man am Computer Überweisungen ausstellt und Anrufe entgegennimmt.

Gut, gut, gut.

Alles klar.

Nach der Mittagspause, um 14.00 Uhr nachmittags, bin ich der Boss hier.

Als ich ankomme, warten schon einige Patienten. Ich fahre den Computer hoch. Ich tippe das Passwort nur zweimal falsch ein. Ich nehme das Telefon ab. »Okay, alles klar«, sage ich.

Dann kommt mein erster Patient.

Das Telefon klingelt wieder. Es klingelt nur einmal, ich habe kaum Zeit ranzugehen. Nach ein paar Minuten klingelt es noch einmal. Nur einmal. Mir bleibt kaum genug Zeit zum Abheben. Und dann klingelt es wieder.

Ja, immer noch nur einmal. Verflixt, flehe ich, jetzt lass mich doch endlich in Ruhe.

Bevor der zweite Patient hereinkommt, sehe ich mir das Ding mal genauer an. Auf dem Display blinkt die »15« auf und daneben ein kleiner Umschlag. Ich drücke verschiedene Knöpfe: grüne, rote und den mit dem kleinen Umschlag drauf. Ich versuche, die Nachrichten abzuhören. Nichts. Aber zumindest hat der Umschlag aufgehört zu blinken.

Und das Telefon hält die Klappe, während ich den zweiten Patienten behandle.

Alles klar. Ich bin so gut, ich bin so unglaublich gut. Alles läuft bestens.

Dann kommt der dritte Patient, genauer gesagt: eine Patientin. Das Telefon klingelt wieder. Zweimal ein einfaches Läuten.

Ich schimpfe: »Ich weiß nicht, was mit diesem Telefon los ist. Alle fünf Minuten läutet es. Ich bringe es einfach nicht zum Schweigen. Tut mir leid.«

Die nette Mutter von zwei Kindern, die mir gegenübersitzt, sieht mich ein paar Sekunden lang schweigend an.

Dann atmet sie kurz durch und sagt sehr, sehr freundlich: »Ich glaube, das ist die Türklingel, Mademoiselle.«

Patient: »Und Sie finden es normal, dass ich Praxisgebühr bezahlen muss, nur weil ich einen Hustensaft brauche.«

Das pralle Leben – für ein paar Euro pro Patient

Ich komme eine gute Viertelstunde vor Beginn der Sprechstunde in der Praxis an, aber er wartet schon im Flur auf mich.

Er hat keinen Termin und erklärt mir in gebrochenem Französisch, dass Dr. Karotte ihm heute Morgen gesagt habe, er könnte den Überweisungsschein für die Röntgenuntersuchung heute Nachmittag abholen.

Das ist erstaunlich, denn Dr. Karotte weiß sehr gut, dass heute Nachmittag nur Patienten mit Termin dran sind. Er selbst hat ja die Planung gemacht.

»Na gut«, sage ich. »Kommen Sie herein. Mal sehen, was wir für Sie tun können.«

Vielleicht hat Dr. Karotte ja tatsächlich irgendwo einen Umschlag deponiert, auf dem ein Post-it klebt: »Für Monsieur Rachis«.

Natürlich hat er das nicht. Also müssen wir ganz von vorne anfangen, um festzustellen, weshalb Monsieur Rachis geröntgt werden soll: Wo tut's denn weh? Und seit wann? Wurden schon Röntgenaufnahmen gemacht? Wann? Und wovon? Ein paar Brocken später, die ich mühsam aus der Nase ziehen muss (Er muss auch gegen Grippe geimpft werden, braucht ein Rezept und ein paar andere Dinge, ein Vitaminpräparat zum Beispiel, damit es ihn »im Winter nicht erwischt«.), liege ich schon eine Viertelstunde hinter dem Zeitplan. Die Praxisgebühr kann er auch nicht bezahlen. (»Wissen Sie, ich zahle nie!«)

Mein erster regulärer Patient musste also eine Viertelstunde warten. Der junge Mann bringt mich gleich noch tiefer in die Bredouille, weil er am Ende der Untersuchung bemerkt, er habe da »noch so ein« Problem, was bedeutet, dass er sich wieder an- und ausziehen muss, während ich ihn ein zweites Mal untersuche.

Die zweite Termin-Patientin musste schon eine halbe Stunde warten. Jetzt sitzen sie bereits zu fünft im Wartezimmer.

Ich weiß, ich liege eine halbe Stunde hinten, dennoch wundere ich mich jetzt ein wenig: Das sind doch ziemlich viele, die sich da ansammeln. Aber es gibt für alles eine Erklärung.

Eine Frau ist extra früher gekommen, damit sie nicht warten muss, und ist jetzt entsprechend sauer. (»Ja, ich weiß, Madame. Es tut mir leid, aber es gab einen Notfall …«) Dann ist da die andere, der die Sprechstundenhilfe ausdrücklich gesagt hat, dass heute nur Patienten mit Termin drankommen. Sie ist aber trotzdem da, weil »es ja nicht lange dauert«. (»Es dauert ja bei niemandem lange. Ich werde sehen, wie ich Sie unterbringen kann. Wenn Sie wollen, können Sie warten. Vielleicht kommt jemand zu spät, aber versprechen kann ich Ihnen leider nichts außer dem Termin um 19 Uhr 30. Wenn Sie so lange dableiben wollen …«)

Ich mache also weiter mit der zweiten Termin-Patientin. Sie hat wieder Ischias, das einfach nicht vergehen will. Und daher hängt sie gleich, ohne auch nur durchzuatmen, folgenden Satz an: »Mir reicht's. Ich will meine Spritze, damit endlich Ruhe ist!«

Ich versuche es mit einem Witz: »Ich weiß ja, dass Sie Schmerzen haben, aber deshalb können wir Sie doch nicht gleich einschläfern.« Ich grinse, doch der Ehemann sieht schon ziemlich griesgrämig drein. Er baut sich mit seinen zwei Metern Höhe neben ihr auf wie ein Schrank. Und dann geht es los!

Okay, vielleicht hätte ich das Ganze anders angehen sollen. Vermutlich konnte ich mich nicht richtig in meine Patientin hineinversetzen. Als ich ihr vorgeschlagen habe, dass Mittel oral einzunehmen, weil es ebenso wirkt wie als Injektion, auch wenn die wenigsten das glauben wollen. Ich habe die Info wohl irgendwie falsch rübergebracht.

Irgendwann war ich ernsthaft davon überzeugt, dass der Typ mir gleich eine verpassen würde. Jedenfalls hat er plötzlich angefangen ohne Punkt und Komma zu schreien wie seine Frau. Langjährig Verheiratete werden einander mit der Zeit ohnehin immer ähnlicher. Man wolle meine Kompetenz ja nicht in Frage stellen, aber trotzdem sei es doch ein Rätsel, was wir – »die Jungen« – immer gegen Spritzen hätten. Bei Dr. Karotte wäre das überhaupt kein Problem, dann wäre man schon längst wieder draußen. Schließlich wüsste seine Frau wohl am besten, was ihr guttut. Da ich wirklich glaubte, er würde mich gleich vermöbeln, müde, viel zu spät dran war und außerdem ein Feigling bin, habe ich mich breitschlagen lassen (natürlich nur im übertragenen Sinn). Kann mir doch wurscht sein, ob du vier Spritzen auf einmal in deinen Hintern willst. Ist schließlich deiner.

Der nächste Patient ist also jetzt mein dritter mit Verspätung, die mittlerweile eine Dreiviertelstunde beträgt.

Im Wartezimmer sitzen mittlerweile sieben Personen und

lauschen dem Hammerfäustemann, der sich über meine Inkompetenz auslässt.

Vier von den sieben haben einen Termin, dann ist da noch die Dame, die trotzdem gekommen ist, weil es ja nicht lange dauert, und zwei andere, die auch keinen Termin haben.

Die Dame fängt an zu schimpfen, denn früher habe es das nicht gegeben, mit diesen Terminen am Freitag. Überhaupt hätte Dr. Karotte sie einfach schnell mal eingeschoben, schließlich kann man sich ja nicht aussuchen, wann man krank wird. Der zweite ohne Termin schwört mir, dass es ein Notfall ist – mit rosigem Teint und funkelnd weißen Zähnen. Die Dame, die trotzdem gekommen ist, weil es nicht lange dauert, fixiert angelegentlich ihre Schuhspitzen, als Nr. 6 und Nr. 7 türenschlagend die Praxis verlassen.

Der dritte reguläre ist der erste »Ich warte jetzt schon eine Stunde!«-Patient. Er will eine Krankschreibung, weil seine Firma pleitegeht und er Zeit braucht, sich eine neue Stelle zu suchen.

Die Nächste will eine Krankschreibung, weil sie ihren Verlobten verlassen hat und mit diesen Augen doch wohl kaum in die Arbeit gehen könne.

Die Fünfte will eine Krankschreibung, weil sie sich seit sieben Monaten jeden Morgen übergeben muss. Ihr Allergologe, erzählt sie, hat eine Röntgenaufnahme machen lassen, weil er sehen wollte, ob sie gegen Tomaten allergisch ist. (Nicht erfunden!)

Die sechste Termin-Patientin – »Ich warte schon über eine Stunde« – kommt mit ihrer Mutter, weil sie Schnupfen hat und eine Impfung braucht. Am Ende der Konsultation bittet ihre Mutter mich, ob ich sie nicht für zwei Tage krankschreiben könne, weil Dr. Karotte gemeint habe, wenn es in zwei

Tagen nicht besser werde, würde er sie krankschreiben. Leider höre sie nicht mehr so gut, aber ich könne ja im Computer nachsehen, da müsse das doch drinstehen.

Die siebte ist die Dame, die trotzdem gekommen ist, weil es ja nicht lange dauert. Sie setzt sich und fängt an zu weinen. Dann erzählt sie, dass soeben ihre Großmutter gestorben sei und dass sie seitdem nichts essen und nicht schlafen könne, dass sie also etwas zum Schlafen brauche. Ganz klar: Für so etwas braucht man nicht lange. Das ist immer so mit den Leuten, bei denen es »ja nicht lange dauert«. Denn wegen solcher Dinge darf man doch den Doktor nicht belästigen. Schnupfen – kein Problem. Da geht man zum Arzt. Aber wenn es einem so schlecht geht, dass man weder essen noch schlafen kann …

Nein, natürlich, in so einem Zustand ist man nicht krank. Und ein Rezept für Schlaftabletten auszuschreiben dauert ja nicht wirklich lange. Nicht mal so lange wie Naseputzen.

Regulärer Patient Nr. 8 ist stinksauer, weil er eineinviertel Stunden warten musste. Schließlich hat er einen Termin vereinbart, eben damit er nicht warten muss. Und schon gar nicht eineinviertel Stunden. (»Ja, das stimmt. Es tut mir auch wirklich leid.«)

Der Patient wartet nicht gerne. Deshalb vereinbart er ja jedes Mal einen Termin. Er hat eine Erkältung und wünscht eine gründliche Untersuchung und ein »großes« Blutbild, weil er immer noch krank ist. Überhaupt werde er jeden Winter krank, und das sei doch nicht normal, sich JEDEN Winter zu erkälten.

Mein neunter Patient wollte ein Antibiotikum, mein zehnter auch.

Als ich den letzten Termin-Patienten mit eineinhalbstündiger Verspätung abgefertigt hatte, schloss ich die Fensterläden, setzte mich auf meinen Stuhl und weinte … Einfach so.

Dann fuhr ich nach Hause und spielte *World of Warcraft*.

Arzt-Patienten-Gespräch: »Gibt es in Ihrer Familie irgendwelche Vorerkrankungen?« – »Wissen Sie, manchmal, wenn wir uns streiten, denke ich schon, dass ein paar von denen echt krank sind …«

Der kleine Prinz sagt …

»Die großen Leute haben eine Vorliebe für Zahlen. Wenn ihr ihnen von einem neuen Freund erzählt, befragen sie euch nie über das Wesentliche. Sie fragen auch nie: Wie ist der Klang seiner Stimme? Welche Spiele liebt er am meisten? Sammelt er Schmetterlinge? Sie fragen euch: Wie alt ist er? Wie viele Brüder hat er? Wie viel wiegt er? Wie viel verdient sein Vater? Dann erst glauben sie, ihn zu kennen. Wenn ihr zu den großen Leuten sagt: Ich habe ein sehr schönes Haus mit roten Ziegeln gesehen, mit Geranien vor den Fenstern und Tauben auf dem Dach …, dann sind sie nicht imstande, sich dieses Haus vorzustellen. Man muss ihnen sagen: Ich habe ein Haus gesehen, das hunderttausend Franken wert ist. Dann schreien sie gleich: Ach, wie schön!« Meine Patienten sind große Leute. Daran besteht kein Zweifel.

»Also, liebe Frau Erwachsene, wie geht es Ihnen denn seit dem letzten Mal?«

»Sagen Sie's mir, Doktor. Sie haben doch meine Blutwerte.«

»Nicht so besonders, ich hatte zwei Wochen lang Überzucker!«

»Ach, ich nehme wieder 4 Valium pro Tag.«

Doch unter all den Zahlen, dem viel zu hohen LDL-Wert, dem Schuldgefühle suggerierenden Blutzuckerwert und dem ständig oszillierenden INR-Wert, gibt es einen ungekrönten Herrscher, der bei jedem stimmen muss, den zu missachten sich niemand erlauben kann: der Blutdruck.

»Wunderbar!«, sage ich. (Ich versuch's halt.)

»Wie viel?«, fragt der Patient.

»130 zu 80, super!«

»130 zu 80? Aber letztes Mal hatte ich 140 zu 80!«

»Das ist auch in Ordnung.«

Ich weiß nicht, woher dieser Eiertanz mit den Blutdruckwerten kommt. Irgendwie ist über die Jahrhunderte hinweg, vom Doktor bis zur Krankenschwester, der Blutdruckmesser, quasi die Reichsinsignie der Medizinerzunft, fast schon ein Klischee geworden. Ärzte führen stets ein Stethoskop und ein Etui mit Blutdruckmessgerät mit sich. Und sie tragen keine Rattenschwänzchen. So ist das nun mal.

Denn der Blutdruck muss gemessen werden. Auch bei dem jungen Mädchen, das wegen ihrer Sehnenscheidenentzündung kommt. Auch bei einer Erkältung, die einfach nicht weggehen will, heißt es: Blutdruck messen. Oder bei der Blasenentzündung, die sich alle zwei Jahre bemerkbar macht. Blutdruck messen. Immer und überall. Macht man es nicht, folgt postwendend die Beschwerde: »Sie hat mir nicht mal den Blutdruck gemessen!«

»Und mein Blutdruck, Frau Doktor?«, höre ich ständig.

Der spielt in diesem Zusammenhang überhaupt keine Rolle, denke ich. Ihn zu messen ist reine Zeitverschwendung.

Es hat überhaupt keinen Sinn, einem gesunden Erwachsenen den Blutdruck zu messen – vor allem dann, wenn man es vor vier Monaten bereits getan hat.

Das heißt, aus medizinischer Sicht hat es keinen Sinn. Wenn wir es trotzdem tun, dann nur, um einen professionellen Eindruck zu hinterlassen. Wie gesagt: nicht aus medizinischen Gründen. Und ich verliere damit fünf Minuten des knapp bemessenen Zeitkontingents, das ich pro Patient habe. Fünf Minuten, die ich sinnvoller nutzen könnte, weshalb ich (jetzt kommt's), ich gebe es zu, (Trommelwirbel), gelegentlich lüge. Natürlich nur in absolut sicheren Fällen, bei denen der Blutdruckwert unwichtig ist.

»Wunderbar!«, antworte ich dann dem Patienten.

»Wie viel?«, fragt er.

»130 zu 80«, fabuliere ich, obwohl ich nur so getan habe, als würde ich den Blutdruck hören.

Was soll ich auch hören unter zehn Ärmelschichten, die den Arm stärker abschnüren, als jede Blutdruckmanschette es könnte? Selbst nachdem ich den Patienten gebeten habe, den Arm frei zu machen, bleiben immer noch vier Lagen Ärmel übrig. Was zum Teufel soll ich da hören? Ich konnte den Blutdruck nicht messen, und es ist mir egal.

Denn er ist in Ordnung.

Ich habe nur deshalb »130 zu 80« gesagt, damit der Patient zufrieden ist.

Nächstes Mal werde ich sagen: »120 zu 75.« Nur damit mal ein bisschen Abwechslung ins Spiel kommt.

Und was wird der Patient sagen? »Ach, letztes Mal hatte ich aber 130 zu 80.«

Patient: »Ich nehme reine Aloe vera für meinen Diabetes, das tut wirklich gut. Und für die Augen nehme ich Heidelbeeren, damit ich keine Makuladegeneration kriege. Aber ich sage Ihnen, ich habe noch nie ein Blutbild machen lassen.«

Von den Schublädchen ins wahre Leben

An der Uni hatten wir Musterfälle. Mit Kästchen zum Ankreuzen. Hübsche Fallgeschichten mit vorgefertigten Diagnosen, perfekt für das Multiple-Choice-Verfahren. Wir mussten nur das Richtige ankreuzen. Zum Beispiel:

»Antibiotikagabe« (1 Punkt; wenn nichts angekreuzt wird, zählt die ganze Frage als nicht beantwortet); »nach Abschätzung« (½ Punkt); »des Bakteriums« (½ Punkt); »intravenös« (½ Punkt): »nach Möglichkeit Test auf das Bakterium« (½ Punkt); »Anpassung der Medikamentierung nach Ergebnis« (½ Punkt).

Im Großen und Ganzen bedeutete das: »Man verabreicht ein Antibiotikum.« Auf jeden Fall brachte es schon mal 3 ½ Punkte, wenn man so weit gekommen war. Selbst wenn man, wie ich immer, keine Ahnung hatte, welches Antibiotikum angezeigt war.

Aber der Name des Antibiotikums brachte ohnehin nur 2 Punkte mehr. Da waren 3 ½ Punkte für »Man verabreicht ein Antibiotikum, ich weiß zwar nicht, welches, aber es sollte eines sein, bei dem es gewisse Chancen gibt, dass es wirkt« doch gar nicht so schlecht.

Und es gab viele solcher Fallbeispiele mit den zugehörigen Kästchen. Praktische Schublädchen, die man diszipliniert auf- und wieder zuzog. Jedes Fallbeispiel war mit diesen

Kästchen versehen, die Punkte brachten. Wenn man diese wichtige Grundregel vergaß, konnte das schwerwiegende Konsequenzen haben.

Ein Diabetiker? Auf los geht's los: »Patientenbelehrung«, »Ernährungsberatung«, »Hinweis auf Eigenverantwortung«.

Ein jugendlicher Diabetiker, der sich nicht an seine Diät hält? »Patientenbelehrung +++« (Diese drei Kreuze machten einen Heidenunterschied!), »Ernährungsberatung«, »Hinweis auf Eigenverantwortung« und »unterstützende Psychotherapie«.

Eine Patientin mit Depressionen? »Patientenbelehrung« »Antidepressiva« und »unterstützende Psychotherapie«.

»Patientenbelehrung« funktionierte einfach immer.

Und dann – im wirklichen Leben – wird man plötzlich mit dem »guten Bekannten« konfrontiert, der die Patientenbelehrung gehörig durcheinanderbringt.

Die folgende Geschichte vom guten Bekannten stammt nicht von mir, ein älterer Kollege hat sie mir erzählt. Ich gebe sie hier mit seiner Erlaubnis wieder:

Als ich in deinem Alter war, machte ich Vertretung in einer Hausarztpraxis.

Da kommt ein Kerl zu mir in die Sprechstunde, der gut 120 Kilo wiegt, verteilt auf höchstens 165 cm …

Er hat Diabetes, erhöhte Cholesterinwerte und einen erhöhten Blutdruck – also die ganze Palette.

Ganz verantwortungsvoller Arzt, die Miene über meiner Fliege besorgt verzogen, sage ich zu ihm: »Mein lieber Mann, Sie müssen abnehmen.«

Er sieht mich scheel an, als hätte ich ihm nahegelegt, jeden Morgen zwanzig Liegestütze zu machen.

Da ich in diesem Beruf allmählich immer feinfühliger werde, sehe ich ihm sein Unwohlsein an und frage: »Sie wollen nicht abnehmen?«

Da nimmt er seine ganze Gehirnmasse zusammen und auch den Alkohol, in dem sie gewöhnlich schwamm, und antwortet:

»Ich hatte mal einen Bekannten. Der hat auch abgenommen. Und dann ist er gestorben.«

Die nächsten zwanzig Sekunden schwieg ich.

Wenn man also in unserem Beruf auf den berühmten »guten Bekannten« trifft, geht in unserem Kopf eine Schublade auf: »Patientenbelehrung«. Dennoch bleiben wir skeptisch und fragen uns, wozu denn? Ich hab' doch alles im Griff. Dann greift man zur Improvisation.

Im Lauf der letzten Jahre kam ich allmählich dahinter, dass meine Ausbildung im Bereich »unterstützende Psychotherapie« nichtig war. Nicht nichtig im Sinne von »unbrauchbar«. Nichtig im Sinne von »nicht existent«.

Einem Patienten geht es schlecht? Dann sorgen Sie doch dafür, dass es ihm bessergeht!

Ein Patient will seine Behandlung nicht akzeptieren? Na dann belehren Sie ihn eben!

Hmmhhmm. Danke.

Man hat mir beigebracht, wie ich eine Depression erkenne, wie ich Diagnosen stelle, wie ich eine Behandlung einleite, wie ihre Wirksamkeit und Verträglichkeit überprüfe. (»Kontrolle der Behandlung auf Wirksamkeit und Verträglichkeit«, ½ Punkt.)

Was aber mache ich mit der Mutter, die vor Sorge fast stirbt, weil ihr 17-jähriger Sohn nie vor 2 Uhr morgens ins

Bett geht und den ganzen Tag am Computer rumhängt? Oder mit der Frau, die in Tränen aufgelöst ist, weil ihr Mann sie von einem Tag auf den anderen verlassen hat? Also mit all denen, die einen Rat suchen? Ich frage mich manchmal, was ich auf meinem Sessel eigentlich tue. Sehen die denn nicht, dass ich noch Zöpfchen trage?

Was habe ich schon Vernünftiges zum Thema »Kindererziehung« beizutragen? Oder zum Thema »Liebeskummer«? Genauso gut könnten sie ihre Geschichte dem Metzger erzählen oder der Friseurin.

Ich habe doch nur getan, was ich gelernt habe. Ich habe eine Diagnose gestellt (auch wenn das manchmal heißt, dass es keine Diagnose gibt), ich habe entschieden, ob der Patient Medikamente braucht. Und dann bleibt mir noch etwa eine Viertelstunde für die »unterstützende Psychotherapie«.

Also arbeite ich mit dem, was ich habe. Was ich in mir habe, habe ich von meiner Mutter, die mich bei Liebeskummer immer tröstete.

Ich stochere im Dunkeln.

Ich taste mich vor, probiere, improvisiere.

Ich bin eine gute Zuhörerin, interessiere mich für das Leben meiner Patienten, und meine Eltern haben mir auch so allerhand beigebracht, also kann es doch nicht schaden, was ich tue.

Ich sage mir, dass es auch Ärzte gibt, die es gut meinen und ihren depressiven Patienten allerlei Lebensweisheiten mit auf den Weg geben: »Lassen Sie sich nicht so gehen! Sie haben schließlich allen Grund zum Glücklichsein! In Afrika verhungern Menschen!« Wenn das schon »gut« ist, dann kann ich doch nicht viel falsch machen.

Und doch habe ich das Gefühl, jedes Mal wieder improvisieren zu müssen – und mich auf dünnem Eis zu bewegen.

Ich habe Angst, dass es eines Tages wirklich einbricht, wenn ich etwas Falsches sage und die Leute sich in dem wiederfinden, was ich sage, und anfangen zu weinen …

Dann würde ich, sobald ich zu Hause bin, Mama anrufen. Die ist wenigstens Spezialistin in »unterstützender Psychotherapie«.

Patientin: »Es geht schon. Es geht. Dank Ihnen und dank dem lieben Gott!«

Monsieur Farid

Unsere Wege kreuzten sich, als ich eine Vertretung übernahm. Monsieur Farid war ein kleiner, schmaler Mann von sanfter Wesensart, diskret und höflich bis zur Selbstverleugnung. Einer von den Menschen, die an jeden Satz, den sie äußern, ein »Frau Doktor« dranhängen. Er war immer zufrieden und nie schlecht gelaunt.

»Ja, Frau Doktor«, sagte er immer, und er lächelte viel. Auch sein Lächeln war sanft. Keines von diesen breiten »Ist mir doch egal, was du denkst«-Lächeln, sondern ein sehr höfliches Lächeln.

Er kam immer Samstagmorgen wie die meisten Leute.

Und er wünschte mir immer ein »Schönes Wochenende!«, wenn er ging. Und ein Lächeln.

Ich hege eine gewisse Vorliebe für Menschen, die sagen: »Schönes Wochenende!« Oder: »Viel Glück!« Ich mag sie.

Wenn Leute den Notdienst verlassen, wo sie acht Stunden lang auf harten Stühlen geschwitzt haben, wo sie vielleicht Schmerzen hatten, und dann immer noch in der Lage sind, von sich abzusehen, den anderen wahrzunehmen und ihn als Menschen zu behandeln, wenn sie ihm Glück wünschen, dann ist das durchaus etwas Besonderes. Mich jedenfalls berührt es jedes Mal.

Das erste Mal, als ich Monsieur Farid sah, kam er wegen einer Kleinigkeit. Er sagte etwas wie: »Ich komme, weil ich ein neues Rezept brauche.« Oder: »Ich brauche Ihre Unterschrift unter dieses Schriftstück.«

Mit tiefer Demut in der Stimme.

Er sagte: »Ich komme, weil ich ein Attest brauche!«, mit einer unvorstellbaren Demut. Dann setzte er sich demütig hin.

Ich weiß, dass man sich das kaum vorstellen kann, wie jemand sich demütig hinsetzt, aber genauso war es.

Ich lächelte freundlich und unbewegt. Im Stile von: Na gut, dann schreibe ich Ihnen eben ein neues Rezept aus. Schlug seine Akte auf und sah, dass die alles andere als bescheiden war.

Monsieur Farid hatte einen riesigen Lungenkrebs, der sich ungeniert in seinem Körper breitmachte, und alles, was ihm im Weg lag, verdrängte.

Wenn ich es nicht in seiner Akte gelesen hätte, hätte ich es nie erfahren. Er jedenfalls hätte es mir nicht gesagt. Ich habe Monsieur Farid etwa vier- oder fünfmal wiedergesehen. Bis zum letzten Samstag.

Immer wegen irgendeiner Kleinigkeit. Nie wegen seiner Krebserkrankung, von der er nie sprach.

Manchmal stellte ich ein paar Fragen: Wie ist denn die letzte Chemo verlaufen? Und wann ist die nächste vorgesehen? Wie ging es denn so im Krankenhaus?

Er antwortete mit kurzen Sätzen, so, als sei es der Mühe nicht wert, über den Krebs zu reden.

Er beklagte sich nie. Niemals. Wenn er überhaupt etwas sagte, klang das immer beiläufig: »Eigentlich ist alles in Ordnung.«

Sicher, er hatte nicht viel Appetit. Er hatte abgenommen. Eigentlich …

Allmählich verlor er seine Stimme, da der Tumor sich langsam vorwärtsschob und dabei ein paar Nerven einklemmte. Er hatte eine ganz leise Stimme, das passte gut zu ihm.

Trotzdem ging es ihm gut. Sagte er. Ich fragte ihn jedes Mal, vielleicht sogar mit mehr Eindringlichkeit als andere Patienten, aber nein, nein, es war alles in Ordnung, es ging ihm gut.

Und dann gingen wir zur Tagesordnung über.

Wir haben kaum je über seinen Krebs gesprochen. Das Thema wurde kein einziges Mal angeschnitten.

Das vorletzte Mal ging es ihm besser. Er hatte mehr Appetit, hatte zugenommen. Und was das Seelische anging, nein, da war alles in Ordnung, danke, Frau Doktor.

Und dann entließ ich ihn ins »schöne Wochenende« wie immer. Obwohl ich ein Gefühl hatte, als hätte ich etwas vergessen.

Letzten Samstag kam er zum ersten Mal mit seiner Frau.

Ich wusste gar nicht, dass es eine Madame Farid gab. Sie

war vom selben Typ wie er. Eineinhalb Mal so groß vielleicht und viermal so schwer, doch von derselben Bescheidenheit. Auch sie lächelte ununterbrochen. Ganz sanft.

Zum ersten Mal kam er, weil er etwas hatte, wirkliche Beschwerden, nicht nur ein Formular von der Krankenkasse oder ein Rezept.

Er hatte den Appetit wieder verloren und hustete häufiger. Außerdem hatte er so ein Engegefühl hinter dem Brustbein. Er konnte nicht richtig schlucken. Es tat nicht weh, aber irgendwie drückte es.

Nun, mit einem Krebs, der so weit oben saß wie seiner, war es kein Wunder, dass er Schluckbeschwerden hatte.

Er kam mir nicht wie ein Notfall vor. Kein Alarmsignal. Kein Anzeichen dafür, dass er die letzte Chemo vielleicht schlecht vertragen hatte. Kein Fieber. Nichts.

»Nur« dieser Druck auf der Brust. Die alten Symptome hatten sich verstärkt, neue sich dazugesellt. Möglicherweise ging jetzt der Abstieg los, der zweifellos kommen würde.

Ich verschrieb ihm Renutryl, Prednisolon und Scopoderm.

Als er sich im Nebenzimmer wieder anzog, hatte ich Gelegenheit, ein paar Minuten mit seiner Frau zu sprechen.

»Und Sie? Geht es Ihnen gut?«

»Ja, es geht, Frau Doktor. Inschallah.« Dann lächelte sie.

Er entschuldigte sich, weil er seine Versichertenkarte nicht dabeihatte. Ich meinte, das sei kein Problem, er solle sie das nächste Mal mitbringen, bevor er wie an jedem Samstag mit einem freundlichen »Schönes Wochenende« und einem Lächeln ging. Ganz gerade. Langsam, aber mit Haltung.

Am Dienstag drauf sah ich die Nachrichten von der Sprechstundenhilfe durch. Monsieur Farids Tochter hatte angerufen: Madame Farid lasse mir ausrichten, dass ihr Vater letzten Samstag um 15 Uhr gestorben sei. Sie finde leider seine Versichertenkarte nicht und könne daher nicht vorbeikommen und das mit dem Arztbesuch vom Samstag regeln. Sie wolle wissen, was sie tun solle.

Vier Stunden, nachdem er meine Praxis verlassen hatte.

Vier Stunden, nachdem er meine Praxis verlassen hatte. Verdammt.

Und was hatte ich in seine Akte geschrieben? »Es geht ihm nicht so gut.«

Ich habe lange darüber nachgedacht. Zuerst habe ich die Nummer überprüft. War das vielleicht eine andere Madame Farid? Dann ließ ich mir durch den Kopf gehen, was er gesagt hatte, was ich gesehen hatte, was ich gemacht hatte, was ich ihn gefragt hatte, was ich vielleicht zu fragen vergessen hatte. Ich habe nach etwas gesucht, was ich unterlassen oder falsch gemacht haben könnte. Ich habe einige Zeit gebraucht, um mich zu beruhigen. Heute glaube ich, dass ich nichts falsch gemacht habe.

Ich glaube, dass dieser Mann aufrecht sterben musste. Und dass das von Anfang an so war. Ich hatte gedacht, dass nun der Abstieg begonnen habe, doch in Wirklichkeit war er da längst vorüber. Denn genau das wollte er mich sehen lassen. Und genau das lebte er auch.

Außerdem: was wäre gewesen, wenn? Wenn ich die Alarmzeichen erkannt hätte, wenn ich ihn idiotischerweise ins Krankenhaus eingewiesen hätte? Was dann?

Dann wäre er genauso gestorben, nur eben im Krankenhaus und nicht in seinem Sessel zu Hause auf seine Art.

Möglicherweise will ich mich damit ja nur trösten, aber ich glaube, es war gut so.

Arzt: »Ach, Sie sind ja noch jung.
Sie kriegen bestimmt noch mehr.«

Verlauf des Krankenhausaufenthalts: Taste 2

Als ich mein Praktikum in der Gynäkologischen Abteilung ableistete, waren die Berichte, die wir schreiben mussten, wenn eine Frau die Wochenstation verließ, ein steter Quell der Heiterkeit.

Auf der »Wochenstation« lagen die Frauen, die frisch entbunden hatten und hier einen Teil ihres »Wochenbetts« verbrachten, bis sie wieder nach Hause durften.

Der Praktikumsabschnitt in der Gynäkologischen dauerte drei Monate. Auf der Wochenstation waren wir nur wenige Wochen, der Dienst dort war aber nicht sonderlich beliebt.

Ich persönlich mochte Geburtshilfe immer, aber die Wochenstation ist nun wirklich nicht gerade der spannendste Teil der Ausbildung.

Man machte Visite bei den frischgebackenen Müttern, tastete die Waden auf eventuelle Venenentzündungen ab, dann den Bauch, um zu sehen, ob die Gebärmutter sich ordentlich zurückbildete.

Und man unterschrieb fertig ausgefüllte Rezepte für Pille und Beckenbodengymnastik.

Interessanter wäre es vielleicht gewesen, mehr über die praktischen Aspekte des Lebens mit Neugeborenen zu erfahren, zum Beispiel, wie das Stillen funktioniert. Doch dies war die Domäne der Hebammen.

Die weibliche Brust ist für die Medizin nur interessant, wenn mit ihr etwas nicht stimmt.

Damit wir später mal unseren Patienten erklären können: »Zum Stillen kann ich Ihnen leider nichts sagen. Da müssen Sie sich anderweitig informieren, aber wenn Sie irgendwann Eiter an der Brust sehen, kommen Sie ruhig vorbei.«

Einmal erregte ich den heftigen Unmut des Assistenzarztes, weil ich mich über das Bettchen eines Kindes gebeugt und jede Distanz vergessend eine so originelle Bemerkung gemacht hatte wie: »Ach, ist der aber süß.« Und dann fragte ich auch noch die Mutter nach dem Namen des Kindes.

Damit habe ich mir einen ziemlichen Anpfiff eingehandelt: »Wir sehen die Kinder nicht an!«

Aha! dachte ich – und fragte: »Und wieso nicht?«

»Das ist nicht unsere Aufgabe. Und die Mütter mögen es nicht!!!«

Aha.

Die oberste Direktive war also klar definiert: auf keinen Fall die Kinder ansehen!

Wir hatten der Mutter Fragen zu stellen wie: »Fieber? Pipi gemacht? Kaka? Wie läuft's mit der Wunde? Blutungen?« Und dann den Raum zu verlassen. So gehörte sich das.

Aber ich schweife ab, denn ich wollte Ihnen ja von den Wöchnerinnen und ihren Entlassungsberichten erzählen.

Das Berichteschreiben war kein Problem, schließlich gab es dafür ein supertolles Computerprogramm mit Kästchen zum Anklicken sowie kleinen Feldern für den Text und die Zahlen, die man eintragen musste.

Achtmal die Eingabetaste, zwölf Zahlen, wow!

Es war ein Wunder. Innerhalb weniger Minuten konnte man so die schönsten Berichte erstellen:

Madame Micheline Bouchez, zweite Schwangerschaft, erstgebärend, Toxoplasmose +, Röteln +, Blutgruppe A+. Hat am 18.03.2002 nach 38,5 Wochen ohne Menstruation entbunden.
Spontane Geburt auf normalem Weg unter Periduralanästhesie mit Dammschnitt.
Geboren wurde ein männliches Kind, Theo.
Gewicht: 3,250 kg, Größe: 52 cm
Apgar: 10/10
Das Wochenbett verlief positiv: Wundversorgung.
Stillen.
Madame Bouchez hat das Krankenhaus am 23.03.2002 verlassen. Behandlungsempfehlung: Cerazette, Rückbildungsgymynastik, Beckenbodengymnastik.

Einfach großartig!

Nur nicht für Madame Pauline Serment und andere, die in ihrem Umschlag einen Bericht wie den folgenden mitnehmen:

Madame Pauline Serment, erste Schwangerschaft, erstgebärend, Toxoplasmose –, Röteln +, Blutgruppe B+. Hat am 07.04.2002 nach 37 Wochen ohne Menstruation entbunden.
Eingeleitete Geburt auf normalem Weg mit Dammriss.
Geboren wurde ein weibliches Kind, Lea.
Gewicht: 2,850 kg, Größe: 50 cm
Apgar: 0/0
Das Wochenbett verlief negativ: Tod des Kindes.
Wundversorgung.
Stillen: künstlich.

> Madame Serment hat das Krankenhaus am 12.04.2002 verlassen. Behandlungsempfehlung: Cerazette, Rückbildungsgymynastik, Beckenbodengymnastik.

Ich habe gefragt, wie man mehr Text in der Eingabemaske unterbringt. Wie man das grauenhafte »Stillen: künstlich« herausnehmen kann, das automatisch eingefügt wird, wenn es sich nicht um normales Stillen handelt.

Es ging nicht.

Also habe ich den Bericht mit der Hand geschrieben.

Und mir den nächsten Anpfiff eingehandelt, weil ich Zeit verschwendet hatte.

Aus *World of Warcraft*:
»Dringen Sie in Ivars Hütte ein. Suchen Sie sich ein gutes Versteck. Belauschen Sie das Gespräch mit Lord Darius Crowley.«

Ihre ergebene Dienerin

Als frischgebackene Ärztin im Praktikum konnte ich mir meine Abteilung nicht aussuchen, sondern wurde einfach einer Station zugeteilt.

Ich vermute sogar, dass das Los über unsere Einsatzorte entschied, bevor uns, den Ärzten im Praktikum, ein Blatt mit vier Zeilen ausgehändigt wurde, auf denen die Stationen standen, in denen wir jeweils zwei Monate lang halbtags Dienst tun würden.

An meine dritte Station erinnere ich mich nur dunkel. Es war die Radiologie.

Die Radiologie lag im Keller des Krankenhauses und war gerade renoviert worden. Wir mussten uns in Fluchten langer Gänge zurechtfinden, die von den Neonröhren an der Decke nur spärlich erhellt wurden. Diese Gänge führten zu schweren weißen Türen, die alle gleich aussahen. Wir konnten nur raten, wohin sie führten, und zwar von drinnen wie von draußen. Und dann gab es noch große blaue Türen, die jeweils auf einen Gang führten, der die exakte Kopie des Flurs war, aus dem man gerade kam.

Mit meinem legendären Orientierungssinn fühlte ich mich in der Radiologie von Anfang an wie eine Laborratte in einem sadistischen Videospiel.

Alle Türen sahen gleich aus. Alle waren verschlossen. Alle Gänge waren leer. Immer.

Manchmal hing auch ein Schild an einer der Türen. Darauf stand dann zum Beispiel: Computertomographie. Nur leider wusste man nicht, ob der Raum dahinter das Wartezimmer für die Patienten war, der Raum für die Ärzte oder der Raum mit der Maschine.

Am ersten Tag hieß man mich mit sehr verhaltener Herzlichkeit willkommen. Man zeigte mir den Raum für die Ärzte im Praktikum und den Raum für die Assistenzärzte, und man sagte mir, dass ich um 9 Uhr morgens hier sein solle. Heute aber könnte ich schon nach Hause gehen, da mein Dienst erst morgen beginne. »Man« – das war übrigens eine Sekretärin. Glaube ich wenigstens.

Ich fragte, wie denn hier alles organisiert sei, was ich zu

tun hätte und bei wem ich mich vorstellen sollte. Sie erwiderte, organisiert sei hier gar nichts, ich könnte tun und lassen, was ich wolle, und fallweise einzelne Leute ansprechen und fragen, ob sie mir das ein oder andere zeigen. Ich wurde dann auch niemandem vorgestellt oder durch die Station geführt.

Am nächsten Morgen war ich pünktlich um 9 Uhr zur Stelle. Ich marschierte in den Raum für die Ärzte im Praktikum. Er war leer, also wartete ich ein bisschen, aber niemand kam.

Nach einer halben Stunde trat ich auf den Flur hinaus. Weiße Türen, weiße Türen, weiße Türen, rotes Neonlicht, weiße Türen, halt – eine blaue Tür.

Ich holte tief Luft und klopfte an eine Tür, auf der »Computertomographie« stand. Ich trat ein. Vier oder fünf Menschen standen hinter einem Aktenschrank und musterten mich gleichgültig.

Ich sprudelte heraus, ich sei die Ärztin im Praktikum und wolle wissen, wie ich mich nützlich machen könne. Und ob ich vielleicht dableiben könnte, damit ich ein bisschen was mitbekäme.

Einer der Männer kam – zur sichtlichen Erleichterung der anderen – auf mich zu. Er erklärte mir, ich könnte ruhig hierbleiben, aber im Moment sei kein Arzt anwesend, und er könnte mir nichts zeigen.

Ich sagte: »Vielen Dank!« Und ging wieder.

Ich war zurück auf dem Flur, irrte fünf Minuten lang durch die Gänge, dann nahm ich all meinen Mut zusammen und klopfte wieder. Diese Tür war und blieb verschlossen.

Nach zehn Minuten fand ich eine weitere. Ich klopfte und trat ein. Man fragte mich, wer ich denn sei. Ich spulte wieder meinen Satz ab, ich sei die Ärztin im Praktikum. Man fragte mich, wer denn für mich zuständig sei. Ich sagte, ich hätte keine Ahnung. Man erklärte mir, dass man es auch nicht wüsste und man mir leider nicht helfen könnte.

Das war die letzte Tür, an die ich an jenem Morgen klopfte.

Von da an erschien ich jeden Tag um 9 Uhr morgens. Anfangs ließ ich mich noch da und dort blicken. Ich versuchte, jemanden zu finden, der mir vielleicht weiterhelfen könnte, und redete mit den Leuten. Doch da sich nie was ergab, bekam ich bald Schuldgefühle, wenn ich irgendwo klopfte. Ich hatte das Gefühl, mich nicht genug anzustrengen.

Irgendwann trudelte ich zwar immer noch um 9 Uhr morgens ein, aber ich hörte mit dieser Türklopferei auf. Ich irrte durch die Gänge, marschierte da oder dort hin, immer in einem viel zu weiten Kittel. Ich hegte immer noch die Hoffnung, irgendwann mal auf jemanden zu treffen, der mir sagte, was meine Aufgabe war.

Ein paar Tage später trudelte ich zwar immer noch um 9 Uhr morgens ein, doch ich versuchte erst gar nicht mehr, einen Praktikumsbetreuer zu finden. Ich begab mich schnurstracks in den Aufenthaltsraum (ebenfalls leer), blätterte die Zeitschriften durch, die dort herumlagen, und ging um 11 Uhr 30 wieder.

Während meiner Zeit in der Radiologie gab es genau drei Tage, an denen sich jemand um mich kümmerte.

Beim ersten Mal bin ich, ich weiß nicht, wie, auf einen Assistenzarzt gestoßen, der meinte, ich könne ihm ruhig zusehen. Ich verbrachte den Vormittag damit, auf seinen Nacken zu starren, während er Röntgenbilder ansah.

Beim zweiten Mal kam eine Frau auf mich zu – ich kannte

sie nicht, aber sie schlug vor, ich könne den Vormittag ruhig mit ihr beim Ultraschall verbringen. Doch dann musste eine Leberbiopsie gemacht werden, was ein wenig komplizierter war, und so haben wir das Ganze verschoben.

Meine dritte Begegnung war ein Arzt. Ein echter, mit Kittel und allem Drum und Dran. Der nahm mich unter seine Fittiche. Er war zur Aushilfe dort und kam einmal pro Woche. Er zeigte mit dem Finger auf einzelne Objekte und formulierte mit den Lippen, worum es sich jeweils handelte.

Gegen Ende schwänzte ich ein oder zwei Tage.

Denn allmählich wurde es absurd: Jeden Tag kam ich um 9 Uhr morgens an, nur um *Voici* zu lesen, das in allen Krankenhäusern und Arztpraxen verbreitete Boulevardblatt.

Am Ende des Praktikums musste ich eine Praktikumsbewertung einholen. Normalerweise stellt sich der Praktikant dafür kurz beim diensthabenden Arzt vor, der kleine Kreuze in verschiedene Spalten macht: A heißt sehr gut, E ungenügend. Dann muss er noch unterschreiben, abstempeln, und damit hat sich das Ganze.

Also bin ich am letzten Tag meines Praktikums in der Radiologie zum Oberarzt vorgedrungen.

Ich habe zuerst darum gebeten, ihn sprechen zu dürfen. Dann musste ich leider darauf bestehen. Ich wedelte mit meinem Formular und wies darauf hin, dass in der rechten unteren Ecke eine gepunktete Linie war, unter der stand: Unterschrift des Oberarztes. Also musste man mich vorlassen.

Ich sagte artig: »Guten Tag, ich komme wegen meines Praktikumszeugnisses.«

»Aber wer sind Sie denn überhaupt?«, fragte er mich.

»Ich bin die Ärztin im Praktikum, Monsieur«, antwortete ich.

Er sah mich erstaunt an.

»Seit wann?«

»Seit zwei Monaten, Monsieur.«

Er runzelte die Brauen.

»Ich habe von Ihnen nicht viel gesehen.«

Ich antwortete: »Ich habe von Ihnen auch nicht viel gesehen, Monsieur.«

Der Arzt, der weiter hinten an einem Tisch saß, prustete los. Der Oberarzt wurde knallrot.

Ich hatte nicht einmal das Gefühl, unverschämt gewesen zu sein. Ich hatte nur Tatsachen konstatiert – und mich außerdem wirklich um einen freundlichen Ton bemüht. Ich habe das schüchterne Mädchen gespielt und jeden Satz mit einer Schmeichelei beendet.

Schließlich warf der ein paar Worte aufs Papier, kreuzte überall C an und unterschrieb den Schein. Bald darauf machte die Geschichte die Runde.

Und zwar ordentlich.

Ohne es zu wollen, war dies das Bravourstück meiner Zeit als Ärztin im Praktikum geworden.

Mitteilung der Sprechstundenhilfe: »Die Dame will eine Beratungsbescheinigung für einen Schwangerschaftsabbruch. Kommt vorbei, um sie abzuholen.«

Nur für Erwachsene: Eine Geschichte mit Zahlen

In der Gynäkologie fragte eines Tages ein Praktikant, der gerade erst angefangen hatte, lauthals vor allen Kollegen (der Ärmste): »GOPO? Was ist denn bitte ein *Gopo*?«

Ein Gopo, dachten wir bei uns, ist dein Heldentag, der dir auf ewig einen Platz in der Ruhmeshalle der Ärzte im Praktikum sichern wird. Dort wird man deine Geschichte nebst zahlreichen anderen aufbewahren – sozusagen das »Best of AiP«.

Denn ein Gopo gibt es nicht, korrekt heißt es: G-Null, P-Null.

Und damit bezeichnet man, wie viele Schwangerschaften (Gestation) und wie viele Geburten (Parität) eine Frau hatte. G0P0 heißt, dass eine Frau nie schwanger war und nie entbunden (para 0) hat.

Lassen Sie uns das doch zum besseren Verständnis anhand einiger konkreter Beispiele durchexerzieren:

- Eine Fehlgeburt plus eine normale Geburt: ergibt G2P1. In der Akte tragen Sie also ein: Madame Norbert, G2P1.
- Eine Frau mit zwei Schwangerschaften, zuerst ein Mädchen, dann Zwillinge: G2P3.
- Eine Frau mit G0P1: hat einen Arzt, der nicht rechnen kann.

Und jetzt, wo Sie die mathematischen Grundlagen der Schwangerschaft beherrschen, kann ich Ihnen endlich meine Geschichte erzählen. Es kommen darin viele Zahlen vor und ein Satz, den ich am liebsten vorangestellt hätte, wenn ich nicht vorher das Terrain hätte bereiten müssen.

Setzen Sie sich hin, denn nun kommt meine Geschichte:

Ich war Ärztin im Praktikum in der Gynäkologie eines Vorort-Krankenhauses, das in einem der ärmeren Viertel lag. Und ich hatte eine G25P17.

Das war's eigentlich schon.

Wenn Sie jetzt sagen: »Na und?«, dann erzähle ich Ihnen die ausführlichere Fassung:

Ich war Ärztin im Praktikum in der Gynäkologie eines Vorort-Krankenhauses, das in einem der ärmeren Viertel lag. Ich hatte eine G25P17, die exakt 38 Jahre alt war.

Also rechnen wir doch mal nach.

Pi mal Daumen würde das heißen (38 – 25), dass sie zum ersten Mal schwanger wurde, als sie dreizehn war, und dann in jedem darauffolgenden Jahr wieder.

Aber das kommt nicht so ganz hin.

Denn eine Schwangerschaft dauert ja bekanntlich nicht zwölf, sondern nur neun Monate. Wenn wir also die neun Monate für eine Schwangerschaft mit ihren 25 Schwangerschaften multiplizieren, erhalten wir 18,75 Jahre. Demnach wäre sie also mit 19,25 Jahren zum ersten Mal schwanger geworden.

Aber natürlich müssen wir die 8 (25 minus 17) Schwangerschaften berücksichtigen, die nicht zu einer Geburt führten. In diesen Fällen verlor die Patientin das Kind zwischen dem 4. und 7. Monat. Wenn wir hier einen Mittelwert von sechs Monaten annehmen, um leichter rechnen zu können, kommen wir auf insgesamt 16,75 Jahre Schwangerschaft.

Sie hat also insgesamt 44 Prozent ihres Lebens schwanger verbracht.

Von den 17 Kindern

– wurden sechs in Pflege gegeben.
– starben zwei bei der Geburt.
– starben fünf als Säugling, wenn man der Krankenakte glaubt. »Plötzlicher Kindstod« steht da, der zweimal eintrat, als das Kind gerade mal drei Jahre alt war. Nun, ein Säugling ist das wohl nicht mehr.
– leben also vier zu Hause, was eine runde Summe beim Kindergeld ergibt.

Damit Sie mich nicht verdächtigen, dass ich hier etwas beschönige, muss ich noch erwähnen, dass wir die Väter nach Schwangerschaft Nr. 9 aus dem Auge verloren haben. Unter den Kindern gab es drei Dylans, zwei Ryans und zwei Mohammeds.

Denn wenn ein Kind starb, bekam das nächste denselben Vornamen. Das war einfach praktischer so.

Ryan 1, Ryan 2, Ryan 3.

Sie erzählte mir einmal, es sei eben ihre unglaubliche Fruchtbarkeit, die die Männer an ihr so schätzten. Und die Tatsache, dass sie so viele Jungs bekam.

»Ich sage den Kerlen einfach, komm nur, ich mache dir einen Jungen, du wirst schon sehen, ich mache dir einen Jungen.«

Und es stimmte! Sie wusste wirklich, wie man Jungs macht.

Alles andere war weniger lustig. Sie war Rhesus negativ, rauchte zwei Schachteln filterlose Zigaretten am Tag, hatte

Bluthochdruck und erschien selbstverständlich während keiner ihrer Schwangerschaften zu den Kontrolluntersuchungen.

Sie kam zum ersten Mal im sechsten Monat, wenn sie Blutungen hatte. Und dann im achten noch mal, wenn sie wie verrückt blutete oder das Kind tot war.

Die Frau war das verrückteste allo-immunregulierte Geschöpf, das ich kenne. Sie hatte nur Komplikationen, eine nach der anderen. Man wusste gar nicht mehr, wo anfangen und wo aufhören. Der schönste Teufelskreis an Komplikationen, den man sich vorstellen kann.

Damals kam sie, weil sie blutete.

Ziemlich stark blutete.

Sie blutete so sehr, dass das Kind wahrscheinlich sterben würde, aber das wusste man ja schon. Und diesmal würde vermutlich auch sie draufgehen.

Bevor sie – gegen den Rat des Arztes – das Krankenhaus verließ, hatte sie versucht, uns glauben zu machen, dass sie nicht mehr blute. Sie warf die blutigen Binden einfach aus dem Fenster.

»Nein, nein, ich blute nicht«, sagte sie.

Die Sekretärin von der Gastroskopie im Erdgeschoss rief uns an, um uns darauf hinzuweisen, dass aus unserer Etage merkwürdige Sachen auf den Gehsteig flogen.

Zwei Monate später war sie wieder da. Mit dem toten Baby im Bauch.

»Ich glaube, es ist tot«, sagte sie. »Ich spüre es schon seit gut fünf Wochen nicht mehr.«

Wir mussten das Kind mit einem Kaiserschnitt rausholen.

Und da standen wir dann mit unseren Masken und Skalpellen vor ihrem Uterus mit dem toten Kind und gleich daneben den rosig-prallen Eileitern.

Man konnte förmlich spüren, wie ein Ruck durch uns alle ging. Wir könnten uns rechtfertigen, uns gegenseitig ein Alibi geben.

Der Chirurg könnte behaupten: »Uups, ich bin gestolpert, wie dumm. Und dann noch einmal, ich bin zweimal gestolpert.«

Und wir würden das bezeugen: »Ja, das kommt vor, der Boden im OP ist ja so rutschig.«

Es hat uns wirklich erschüttert. Dann haben wir uns achselzuckend angesehen und wieder zugemacht.

Bis zum nächsten Mal also.

Coluche: »Mein Psychiater hat mich für fünfzehntausend Francs von allem befreit, was ich hatte: fünfzehntausend Francs.«

Es spricht: Radio Gaga!

Ich möchte Ihnen von einem meiner ersten medizinischen Orgasmen erzählen.

Es war »große Visite«. Zu diesem Zweck bilden alle Weißkittel eine hierarchische Formation von oben vom Oberarzt hinunter zum Arzt im Praktischen Jahr, der die Akten tragen darf. Die »große Tour«, wie das so heißt, findet einmal im Monat statt. Anlässlich solcher Expeditionen erstürmt der Ärztetrupp ohne anzuklopfen das Zimmer des völlig arg-

und ahnungslosen Patienten. Man bezieht um sein Bett herum Stellung, wobei peinlichst auf die Wahrung der eigenen Anonymität geachtet wird. Nun erfolgt eine Erörterung des Falles in der dritten Person, als wäre der Patient gar nicht anwesend, anschließend Abzug des grotesken Trosses ins nächste Zimmer. Invasion der Weißkittel. Manchmal ist die Prozession so lang, dass der Oberarzt den Raum schon wieder verlassen hat, ehe der dienstjüngste Arzt überhaupt eine Chance bekommt hineinzukommen.

Diese »große Visite« ist mittlerweile schon fast ein Stereotyp. Das liegt wohl auch daran, dass sie immer seltener vorkommt. Ich habe zwar immer wieder davon gehört, aus der Nähe beobachten konnte ich sie jedoch nur selten, nur zweimal während meiner Praktika.

Eines davon leistete ich in der Psychiatrie ab, ein Setting, das bei dem Wahnsinn der großen Visite schon als Ironie des Schicksals gelten kann.

Aber zurück zu meinem Orgasmus.

Ausgelöst hatte ihn eine Patientin, sie war um die vierzig und schizophren. Dabei war sie gar nicht mal so sehr aus dem Lot. Sie musste zwar eingeliefert werden, war aber nicht im Delirium.

Wir – die große Visite – traten eines Mittwochmorgens in ihr Zimmer.

Und blieben wir angewurzelt stehen: Sie war nicht da.

Die Krankenschwester überschlug sich fast vor Entschuldigungen. Vermutlich war die Patientin einen Kaffee trinken gegangen. Dabei hatte man ihr doch gesagt, »dass *es* am Mittwoch wäre«. Dann rannte sie los, um ihre Patientin zu suchen.

Der große Chef, der auf die Patientin wartet. Die Welt steht kopf!

Diese kleine Verspätung sorgte immerhin dafür, dass wir alle genügend Zeit hatten, das Zimmer zu betreten und ordentlich Aufstellung zu nehmen. Da aber das Zimmer klein war und wir sehr zahlreich, standen wir Ellbogen an Ellbogen wie die Zinnsoldaten. Längsseite, Stirnseite, wieder Längsseite – alles vollgestellt mit Ärzten.

Die schmale Seite mit der Tür blieb frei. Schließlich kam die Patientin herein, gefolgt von der Krankenschwester.

Eine Sekunde lang blieb sie auf der Schwelle wie angewurzelt stehen und betrachtete perplex das große weiße U in ihrem Zimmer, das da in nahezu sakralem Schweigen auf sie wartete.

Dann überflog uns ihr Blick.

Ein Lächeln, und sie setzte sich in Bewegung. Sie trat auf den Mann zu, der offensichtlich der Anfangspunkt des U war, streckte ihm die Hand entgegen und sagte: »Guten Tag, ich bin Madame Rendu.«

Es blieb ihm gar nichts anderes übrig, er musste ihre Hand ergreifen. Und ein flüchtiges »Guten Tag« zwischen den Zähnen hervorquetschen. (Er hat sich nicht vorgestellt, alles hat schließlich seine Grenzen.)

Dann klapperte sie das ganze U ab. Und ließ sich Zeit. Im Gegenuhrzeigersinn.

Guten Tag, Händedruck. Guten Tag, Händedruck. Guten Tag, Händedruck. Sie sind gekommen, um mich zu sehen? Wie schön! Dann sehen wir mal.

Wir waren etwa zwanzig, daher nahm das Händeschütteln einige Zeit in Anspruch.

Wir waren verdutzt, alle miteinander. Verdutzt und schweigend, immer peinlicher berührt von diesem Grußritual. Fünf lange, ungeplante, genussreiche Minuten der Rache.

Man konnte sie ja nicht ermahnen und ihr sagen, wir hätten keine Zeit für lange Begrüßungen.

So etwas sagt man nicht.

Und doch stand es auf allen Gesichtern zu lesen: »Man sagt doch nicht guten Tag zu allen Leuten! Sie sind ja verrückt!«

Und so senkten die Ärzte das Haupt und sahen zu Boden. Gesenkten Hauptes ergriffen sie ihre Hand. Alle. Und murmelten guten Tag. Auch der große Chef.

Angesichts des real praktizierten Irrsinns war diese Lektion in Normalität von einer Schizophrenen durch nichts zu überbieten.

Glücklich, wer einen Sprung in der Schüssel hat, denn der lässt wenigstens etwas Licht herein.

Patient: »Aber seien Sie um 11 Uhr da.
Wir haben nämlich so unsere Gewohnheiten, und um 11 Uhr 30
gibt es Mittagessen im Restaurant im Erdgeschoss.«

7 bis 77

Zusammen sind sie 179 Jahre alt.

Sie war Witwe, er war Witwer, sie wohnten in derselben Straße. Also packte er eines Tages seine Siebensachen und zog bei ihr ein.

»Aber wir schlafen nicht zusammen!«, hatte sie mir schon

bei unserer ersten Begegnung anvertraut, vierzig Sekunden nachdem ich ihre Schwelle übertreten hatte. Es war mein erster Hausbesuch. Ich hatte meine Tasche noch nicht abgestellt, und ich spürte ihren Händedruck noch in meiner Hand.

Wenn man sie ein wenig auseinanderzieht, reicht sie mir ungefähr bis zur Schulter.

Aber ihr Rücken krümmt sich unter der Last der Jahre, so dass sie ihre Nase fast in meinem Ausschnitt hatte, als sie ihr Keuschheitsgelübde ablegte. Und da wir schon dabei waren, stellte sie mir den Mann auch gleich vor.

Er ist ebenso schlau, wie sie groß ist. Um seine Hosenträger hat er auf Höhe der Brustwarzen ein Gummiband geschlungen. So hält es besser. Das Band zeichnet ein merkwürdiges X auf seinen Körper wie bei einem neunzigjährigen Superhelden.

Bei den beiden riecht es nicht nach Thymian, nicht nach Lavendel, ja noch nicht einmal nach Putzmitteln. Es riecht nur nach Gestrigem.

Als ich das erste Mal zu ihnen kam, musste ich nur ein Rezept erneuern. Dr. Karotte war aus demselben Grund neun Tage zuvor bei ihnen gewesen. Aber das schien sie nicht besonders beeindruckt zu haben. »Sehen Sie mal«, sagte ich. »Das Rezept ist vom 12. November. Und heute ist der 21. Der 21.!«

Sie schimpfte, er brauche schließlich seine Medikamente, dann aber gestand sie, sie habe es vermutlich vergessen. Und dann schimpfte sie wieder, weil sie mittlerweile vergessen hatte, dass sie es wohl vergessen hatte.

Danach war ich längere Zeit nicht mehr bei ihnen.

Ich hatte vor 11 Uhr 30 keine Zeit, aber um 11 Uhr 30

gingen sie jeden Tag zum Essen, unten im Erdgeschoss, und so hatten sie den Arztbesuch auf später verschoben.

Heute ist mein zweiter Besuch bei den beiden.

Ich treffe auf dieselbe gebeugte, zerbrechliche Dame, die mir schon vom Fenster aus zuruft, dass offen sei. Auf denselben Mann hinter demselben Bauch auf demselben Stuhl am Tisch. Derselbe Geruch, derselbe Boden, an dem die Schuhsohle kleben bleibt, dieselben Medikamentenschachteln auf dem Tischlein neben der Anrichte und dieselben beiden Versichertenkarten.

Ich fange mit ihr an und untersuche sie, während sie am Tisch sitzt. Ich bitte sie, das Kleid auszuziehen, untersuche Rücken und Beine. Ich messe den Blutdruck, horche Herz und Lunge ab, erkundige mich nach ihrem Befinden. »Es geht, es geht. Wir sind eben zwei alte Leute«, erwidert sie lächelnd in meinen Ausschnitt hinein.

Ich schaue die viel zu lange Liste der Medikamente durch, die sie Tag für Tag nimmt. Sie nimmt etwas für das Herz, den Blutdruck, das Cholesterin, die Schilddrüse und gegen Verstopfung – dafür sogar vier Medikamente, sie muss unter Dauerverstopfung leiden. Und dann sind da noch das Medikament, das ihr wegen ihren Beinen so guttut, das Stilnox, damit sie abends schlafen kann und die halbe Valium zur Beruhigung am Mittag.

Hören Sie die Nachtigall?

Traps, traps, traps.

Ich frage nach: »Nehmen Sie das Stilnox denn jeden Abend? Oder nur von Zeit zu Zeit?«

»Welches?«

»Das Stilnox?«

»Aaaaah! Das Stilnox! Ja, ja, jeden Abend nehme ich das,

sonst kann ich nicht schlafen. Manchmal nehme ich auch zwei, weil ich sonst nicht einschlafen kann. Dann stehe ich auf und nehme noch eins.«

»Und Sie haben nie versucht, nur eine halbe zu nehmen, wie wir es beim letzten Mal besprochen hatten?«

»Ah ja! Ah ja! Ich nehme eine halbe Stilnox, wie Sie gesagt haben! Und auch nicht jeden Tag! Nein, nein, ich nehme es nicht jeden Tag.«

»Gut. Und das Valium, nehmen Sie das auch?«

»Das was?«

»Das Valium?«

»Was ist denn das?«

»Das wirkt ähnlich wie das Stilnox. Es ist zur Beruhigung. Da steht, dass Sie mittags davon eine halbe nehmen.«

»Ach ja, das nehme ich. Wenn es da steht, nehme ich es auch.«

Okay, denke ich, so kriege ich sie nicht. Ich muss es also geschickt anstellen. »Gut, sehr gut. Sagen Sie mal, wird Ihnen vielleicht tagsüber öfter mal schwindlig?«

»Nein, nein. Nie.«

»Gut, umso besser. Aber haben Sie nicht manchmal das Gefühl, dass Sie schwach auf den Beinen sind? Fühlen Sie sich manchmal müde?«

»Ach ja, das schon. Aber warum fragen Sie?«

»Ach, aus keinem besonderen Grund. Es ist nur so, dass Stilnox und Valium, wenn man sie zusammen nimmt, sehr müde machen … Manchmal verlieren die Leute sogar das Gleichgewicht und stürzen …«

»Ach, glauben Sie? Vielleicht sollte ich das Valium nicht mehr nehmen?«

»Ja, vielleicht. Man könnte es zumindest versuchen …«

Ich genieße meinen kleinen Sieg und führe, nur zur Sicherheit, noch einmal aus: »Gut, dann machen wir es wie besprochen: Sie lassen das Valium mittags weg, damit Sie nicht stürzen. Und vom Stilnox nehmen Sie gelegentlich eine halbe Tablette. Nur damit wir das mal testen können.«

»Gut! Ich nehme kein Valium mehr und abends nehme ich nur eine halbe Stilnox.«

Dann geht's weiter. Wir gehen die ganze Liste ihrer Medikamente durch. Vielleicht braucht sie ja irgendein Rezept. Aber so ganz einfach ist das nicht. Das Schilddrüsenmittel Levothyroxin braucht sie nicht, davon hätte sie noch genügend. Leider weiß sie nicht mehr, ob die Dosierung bei 50 oder 100 liegt. Das Movicol gegen die Verstopfung hat sie auch noch, aber so ganz sicher ist sie da nicht. Also meint sie, ich solle ihr mal folgen. Wir werden ihre Vorräte gemeinsam überprüfen. Sie führt mich in die Toilette.

Der Raum, in den sie mich führt, sieht aus wie das Hinterzimmer einer Schmugglerbande: Hinter der Toilette stapeln sich die Medikamente. Es sind so viele, dass fast die ganze Wand davon bedeckt ist. Ich schätze 12 Kilo Movicol, 156 Kubikzentimeter Levothyroxin aller möglichen Dosierungen, 15 Schachteln Lasilix, 3 Schachteln Stilnox. Alles ist voll, vom Boden bis zur Decke – Medikamente, so weit das Auge reicht.

Eine Sekunde lang plagt mich die Vorstellung, wie die zarte Madame, auf der Toilette sitzend, von ihren Medikamenten erschlagen wird und sich eine Blechschatulle mit Amlodipin in ihren Schädel bohrt.

»Nun ja.« Das ist alles, was mir nach fünfundvierzig Sekunden verblüfften Schweigens einfällt. Ich nehme einen neuen Anlauf: »Nun ja. Wenn ich das nächste Mal komme, räumen wir hier mal auf, in Ordnung? Sie haben viel zu viele Medikamente hier. Ich wette, die Hälfte davon ist schon abgelaufen. Außerdem hat es keinen Sinn, neue Medikamente in der Apotheke zu holen, wenn Sie noch genügend davon haben. Movicol haben Sie wirklich noch genug. Das verschreibe ich Ihnen vorerst nicht.«

»Ja, ja.«

»Und das Lanosyl reicht auch noch.«

»Ach, nein. Schreiben Sie mir doch noch eine Schachtel auf. Oder zwei.«

»Aber Sie haben da noch sieben Schachteln. Das reicht locker für den ganzen nächsten Monat. Das kann ich Ihnen nicht noch mal aufschreiben.«

»Wenn Sie meinen …«

»Und vom Stilnox haben Sie auch noch genug.«

»Nein, das geht nicht! Das Stilnox müssen Sie mir auf jeden Fall aufschreiben. Mindestens vier Schachteln. Ich brauche vier Schachteln.«

»Nein, das ist doch gar nicht nötig. In einer Schachtel sind 14 Stück. Sie haben noch drei Schachteln, das heißt, dass Sie, sogar wenn Sie am Abend eine ganze Tablette nehmen, noch reichlich haben.«

»Aber nein. Manchmal nehme ich auch zwei, wenn ich nicht schlafen kann. Oder drei. Ich habe also keineswegs genug. Schreiben Sie mir vier Schachteln auf!«

Sie stürzt sich auf eine der Stilnox-Schachteln und versteckt sie hinter ihrem Rücken.

»Die haben Sie nicht gesehen! Sie haben Sie nicht gesehen! Lügnerin! Miese Lügnerin! Sie haben das alles gar nicht gesehen. Ich hätte Sie nie hierher mitnehmen dürfen.«

»Madame Bainso, wenn Ihnen drei Schachteln Stilnox

nicht reichen, dann nehmen Sie zu viel davon. Zwei am Abend, das ist schon ziemlich viel, viel zu viel eigentlich. Wenn ich es Ihnen noch einmal aufschreibe und Sie stürzen morgen und brechen sich das Bein, bin ich dafür verantwortlich.«

»Aber ich nehme ja gar nicht zwei. Nur eine halbe! Und auch nicht immer. Außerdem nimmt mein Mann auch welche. Und wenn wir zu zweit sind, müssen Sie uns wenigstens zwei Schachteln aufschreiben.«

Auf dem Weg zurück ins Esszimmer gehen die Verhandlungen weiter.

»Es tut mir leid, aber das mache ich nicht. Sie haben genug Stilnox zu Hause.«

»Na gut, aber Sie sind wirklich gemein«, schimpft sie, während sie sich setzt.

Ich schneide ihr das Wort ab und stelle mein Rezept aus. Keiner spricht mehr ein Wort. Dann wende ich mich ihrem Mann zu, ganz, als ob nichts wäre. Ich tue so, als sähe ich nicht, wie sie am anderen Ende des Tisches mein Rezept eingehend studiert.

Ich untersuche ihn, während er am Tisch sitzt. Ich bitte ihn, Hosenträger und Hose abzulegen, damit ich mir seine Beine und seinen Rücken angucken kann. Ich messe den Blutdruck, horche Herz und Lungen ab. Ich frage ihn, was es Neues gibt. »Ach, es geht ganz gut. Ich huste nicht mehr.«

Ich bitte ihn um sein altes Rezept, damit ich nachsehen kann, was ihm verschrieben wurde. Er hebt die Wachstuchtischdecke an. Zwischen Holz und Plastik sehe ich uralte Papiere, Umschläge und ein halbes Vermögen in bar. Geldscheine, fein säuberlich aufeinandergestapelt wie beim *Monopoly*.

Während ich mich über ihn beuge, um die Lunge noch einmal abzuhorchen, höre ich auf der anderen Seite des Tisches ein durchdringendes Kreischen:

»Aber sie hat mir ja gar nichts aufgeschrieben! Nicht einmal Movicol oder Stilnox!«

Patient: »Weil die Wunde nach zwei Wochen immer noch nicht zugeheilt ist, habe ich Bleichlauge draufgetan. Zum Desinfizieren. Doch dann ist der Arm ganz rot und dick geworden, und meine Frau hat gemeint, ich müsse bei Ihnen vorbeischauen.«

Glauben Sie nie, was in der Zeitung steht

Als ich noch klein war, wollte ich bekanntlich unbedingt Bärenbändigerin werden. Und auf keinen Fall wollte ich eine Fee werden.

Bitte verstehen Sie mich nicht falsch: Ich habe nichts gegen Feen. Das ist ein Beruf wieder jeder andere auch. Außerdem gibt es keine »schlechten« Berufe. Obwohl einem bei manchen Berufen schlecht wird, wenn man ein wenig hinter die Kulissen sieht.

Wie dem auch sei, trotzdem halten mich viele Menschen für eine gute Fee und glauben, dass ich zaubern kann.

Zum Beispiel, wenn sie gerade *wirklich* keine Krankheit brauchen können und sie zum Kranksein *wirklich* keine Zeit haben.

»Ich weiß, Frau Doktor, dass das nur ein Schnupfen ist. Im Normalfall würde ich Sie ja auch gar nicht damit belästigen, aber in diesem Fall …«

»Ich fliege am Samstag nach China. Da muss ich fit sein.«

»Ich habe übermorgen ein Vorstellungsgespräch. Ich kann doch da nicht krank hingehen.«

»Bei mir zu Hause schnäuzt im Moment jeder, aber ich kann mir im Moment nicht erlauben, einen Schnupfen zu bekommen.«

»Ich muss auf meine acht Monate alte Nichte aufpassen und will nicht, dass sie auch einen Schnupfen bekommt.«

Aaaah ja, denke ich dann, wenn das so ist. Normalerweise verschreiben wir ja nur so Zeug, das eigentlich gar nicht hilft. Aber wenn es *wirklich* sein muss, dann greife ich jetzt in meine Schublade mit den Wundermitteln.

Eine Dame kommt zu mir, so um die sechzig. Am Vorabend, als Dr. Karotte da war, konnte sie leider nicht, weil sie niemanden hatte, der auf ihren Hund aufpasste. Also ist sie eben heute hier. Sie klagt über quälende Schmerzen im Zeigefinger. Wegen einer Nagelbettentzündung, also fast einem Geschwür.

Sie erzählt mir, wie der Arzt, den sie im Urlaub aufgesucht hat, beim Anblick ihres lädierten Fingers in laute Rufe des Entsetzens ausbrach und ihr eine Kur verordnete, die das stärkste Pferd umgehauen hätte. Dann hätte er noch gemeint, sie müsse mit der Behandlung sofort beginnen, ohne auch nur eine weitere Sekunde zu verlieren. Und dann berichtet sie von allen weiteren Ereignissen, die sich seitdem zugetragen haben.

Nun, die Nagelbettentzündung war mittlerweile offensichtlich abgeheilt, denn der Zeigefinger ist nur noch leicht rosa – an der Stelle, wo noch vor drei Wochen ein Holzsplitter, dick wie ein Balken und spitz wie ein Dolch, stak. Und sie spürt es immer noch, wenn sie draufdrückt. Ich rate ihr daher, nicht draufzudrücken.

Dann eröffnet sie mir feierlich: »Alles, was ich verlange, Frau Doktor, ist, dass es in zwei Wochen weg ist.«

Ich kratze mich unschlüssig am Kinn, bis ich mich zur Entscheidung durchgerungen habe. Nein, ich werde sie nicht anlügen. Also sage ich ihr: »Wenn Sie absolut sicher sein wollen, dass es in zwei Wochen ganz vorbei ist, müssen wir den Finger amputieren.«

Wie ich schon befürchtet habe, hat sie ihren Sinn für Ironie zu Hause gelassen, vielleicht passt ihr Hund darauf auf. Und so erstarrt ihre Miene, und sie holt zu einer ausführlicheren Erklärung aus: »Ich fahre in zwei Wochen in den Urlaub in die Ardèche. Und Sie kennen ja wohl die medizinische Versorgung dort? Es steht ganz außer Frage, dass ich in diesem Zustand da hinfahre. Und ich möchte meine Reise nicht verschieben.«

Wohlgemerkt: Sie muss nicht mit einer Gallenblasenentzündung in den Kongo, es geht nur in die Ardèche, und ihre (Nagelbett!-)Entzündung ist weitgehend abgeklungen.

Ich beherrsche mich und empfehle ihr, mit den Salben weiterzumachen, weil man für den Moment einfach nichts weiter tun könne. Eine Woche später erhält Dr. Karotte von seiner Sprechstundenhilfe folgende Nachricht:

»Madame X hat angerufen. Will heute noch einen Termin. Hat ihre Reise verschoben. Sie sagt, ihr Finger sei angeschwollen und schmerze stark, die Behandlung von Dr. Jaddo habe nicht den geringsten Effekt erzielt. Will daher keinen Termin bei Dr. Jaddo. Will eine Überweisung zum Radiologen.«

Patient: »Ach, Herr Doktor, bei mir funktioniert gar nichts.«

Beirut

Ich mag keine Kranken.

Ich mag Menschen, die gesund sind. Zweiunddreißigjährige mit fetten Muckis und breitem Lächeln, die kommen, weil sie eine Unbedenklichkeitsbescheinigung für ihr Taekwondo-Training brauchen. Ich liebe Frauen, die zu mir kommen, weil sie gerade die beiden verräterischen Striche entdeckt haben, die ihnen verraten, dass sie schwanger sind. Und die im Grunde durch mich hindurchsehen, weil sie so voller Bilder für die Zukunft sind. Ich mag es, wenn ich den Leuten attestieren kann, dass sie gesund sind. Ich mag junge Menschen. Ich mag Impfungen.

Ich mag es, wenn ich Frauen zeigen kann, wie sie ihrem Baby die Nase putzen sollen. Oder Patientinnen erkläre, dass man sich nach dem großen Geschäft von vorne nach hinten säubern soll, um Blasenentzündungen zu vermeiden.

Kranke hingegen sind Nieten. Sie riechen förmlich nach Angst und Leid. Sie rauben mir all meine Energie. Sie saugen mich aus. Sie machen mir Angst.

Sie sind wie ein riesiges schwarzes Loch. Wie diese schrecklichen kleinen Shadoks, die Zeichentrickfiguren, die ich als Kind im Fernsehen sah: Sie pumpen, pumpen und pumpen. Dabei habe ich ohnehin nicht viel Energie.

Sie leiden, und ich kann ihren Schmerz nicht lindern. Sie wollen leben, müssen aber sterben. Sie wollen verstehen und können es doch nicht begreifen. Sie haben Angst, und ich fürchte mich mit ihnen. Sie leiden, und ich leide mit ihnen. Ich habe keine Energie übrig, ich habe nicht genug Lebenskraft für alle, und das zerreißt mir das Herz.

Ich ertrage nur die guten Kranken. Ich bin keine gute Fee.

Der gute Kranke ist höflich. Er kommt pünktlich zu seinem Termin. Er sagt: »Guten Tag, Frau DOKTOR!« In Großbuchstaben. Er erträgt sein Leiden mit einem Lächeln, tritt ihm aufrecht entgegen. Er hört mir aufmerksam zu, nickt dabei immer wieder und macht mir Komplimente, weil ich alles so gut erkläre. Er stellt Fragen, die ich beantworten kann, und versteht, was ich ihm sage. Er weiß, dass ich keine gute Fee bin, die alles wegzaubern kann. Er beendet jeden seiner Sätze mit einem »Frau Doktor« und unterbricht mich nicht. Er beschwert sich auch nicht. Er freut sich über das wenige, das ich für ihn tun kann. Er macht alle Untersuchungen mit und wird mit den Unwägbarkeiten fertig. Wenn ich ihm eine Behandlung empfehle, schlägt sie an. Er verspürt keine Nebenwirkungen, bei ihm läuft alles nach Plan. Und wenn die Behandlung nicht anschlägt, dann verbirgt er das vor mir, weil er weiß, dass er mir das schuldig ist.

Der gute Kranke wird immer geheilt. Er hat eine gut identifizierbare Krankheit, die ich verstehe und gegen die ich Medikamente habe, die ich aus meiner Schublade holen kann.

Die schlechte Kranke kommt um 19 Uhr abends, ohne einen Termin vereinbart zu haben. Sie sieht aus wie ein geprügelter Cockerspaniel, ihr Leiden erfüllt mein Wartezimmer. Sie hat mindestens acht gravierende Erkrankungen zugleich, die sich darum streiten, wer sich diesen ausgemergelten Körper holen darf. Sie ist dumm, fixiert mich mit ihren tiefliegenden Augen und lässt sich von ihrem Sohn verprügeln. Sie hat ihre Medikamente nicht abgeholt, weil sie kein Geld dafür hatte. Sie hat den Entlassungsbericht aus dem Krankenhaus nicht dabei. Sie versteht nichts oder so gut wie nichts. Sie stellt keine Fragen, weil sie zu dusslig ist. Leider kann sie aus demselben Grund auch meine Fragen nicht beantworten. Sie wäscht sich nicht und hat verfärbte Zähne. Sie humpelt, obwohl ich nicht weiß, wieso. Sie hat eine Krücke, obwohl nichts in ihrer Krankenakte darauf hinweist, dass sie eine braucht.

Mit der jungen, werdenden Mutter verbringe ich manchmal fünfunddreißig Minuten, während ich das Gespräch mit der schlechten Patientin so weit wie möglich abkürze. Ich sehe zu, dass ich sie wieder loswerde. Ich schicke sie zum Diabetologen, zum Kardiologen, in die Schmerzklinik. Ich rüge sie, mache ihr Vorwürfe, weil sie doch wissen sollte, dass man freitags nur mit Termin drankommt. Ich schüttle verärgert den Kopf, wenn sie behauptet, nicht mehr zu wissen, welches Medikament ihr im Krankenhaus verschrieben wurde. Ich diktiere den Brief für den Diabetologen, während sie vier lange Minuten schweigt. Ich lächle nicht und ich frage sie nicht, ob ihr Sohn sie noch schlägt, weil ich die Antwort fürchte.

Ich bin seit zweieinhalb Tagen Ärztin, ich bin 28 Jahre alt, und schon graust es mir vor Kranken.

Mutter einer Patientin: »Ich verstehe das nicht.
Normalerweise hasst sie Ärzte.«

Süßes oder Saures

Wenn Sie zuckersüßen Kitsch und rosarote Limonade verabscheuen: Vorsicht! Vielleicht sollten Sie dieses Kapitel ganz auslassen. Ich will schließlich nicht immer nur von Tragödien und Ärgernissen berichten.

Vor einem Monat habe ich Emma behandelt. Emma ist achtzehn Monate alt, hat all ihre Zähne und vor allem ihre Zehen, die sie mir ins Gesicht drückte, sobald ich mich ihr näherte. Dazu gab sie vorzugsweise lautes Gebrüll von sich. Die Mutter tat ihr Bestes, um das Kind zu beruhigen, und entschuldigte sich: »Das hat sie erst seit ihrer Bronchiolitis. Nicht einmal Dr. Kirsche darf ihr noch näher kommen.« Emma war eine Furie. Ich kann Kinder normalerweise ganz gut beruhigen, doch das da war außer Rand und Band. Neben ihr wirkte Chucky, die Mörderpuppe, wie die kleine Prinzessin Sarah.

Es war 15 Uhr nachmittags und das Wartezimmer leer. Also beschloss ich, in eine gute Arzt-Patienten-Beziehung zu investieren, krempelte die Ärmel hoch und legte los.

Um 15 Uhr 25 rollte sie den Kopf brav zur Seite, damit ich ihr ins Ohr gucken konnte. Um 15 Uhr 29 ließ sie sich den Holzspatel in den Mund stecken, den sie sperrangelweit geöffnet hielt. Bei allen folgenden Untersuchungen waren Emma und ich in acht Minuten fertig.

Vor zwei Wochen habe ich meine schlechte Patientin vom 19-Uhr-Termin wiedergesehen.

Beim letzten Mal hatte ich mich noch regelrecht geschämt, weil ich sie so gar nicht ausstehen konnte. Deshalb entschuldigte ich mich nun bei ihr. Ich sagte ihr, es tue mir leid, dass ich so deutlich geworden sei, doch ihr Fall sei so kompliziert, dass ich sie unbedingt gründlicher untersuchen müsse. Sie solle sich doch einen Termin geben lassen und bitte nicht erst um 19 Uhr erscheinen, wenn sie eine gründliche Untersuchung erwarte. Sie musterte mich mit ihren tiefliegenden Augen und murmelte etwas Unverständliches. Und entgegen all meinen Erwartungen hat sie sich für den folgenden Freitag einen Termin geben lassen – und ist entgegen all meiner weiteren Erwartungen auch noch pünktlich gewesen.

Ich sagte zu ihr: »Vielen Dank, dass Sie sich die Zeit für einen Termin genommen haben.«

Sie sagte: »Ich danke Ihnen.«

An jenem Tag sind wir wirklich vorwärtsgekommen. Ich glaube, sie hat Krebs. Und ihr Sohn schlägt sie immer noch, aber wir sind weitergekommen.

Vorgestern war die Mutter von Monsieur Paty bei mir, den ich schon seit mehreren Monaten nicht gesehen habe.

Monsieur Paty kam in Dr. Kirsches Praxis, nachdem er jahrelang unter Bauchschmerzen gelitten hatte. Verzweifelt erzählte er mir, dass all seine Untersuchungsergebnisse keinen Befund zeigten. Die Ärzte stünden seinen Beschwerden mittlerweile weitgehend gleichgültig gegenüber. Er aber hatte es satt, dass man ihm immer sagte, er hätte nichts. Der letzte Arzt hatte ihm Valium verschrieben, von dem er seitdem nicht mehr loskam.

Ich beschloss, dass er mein erster Darmpatient sein würde.

Zum ersten Mal bei meinen Vertretungen hatte ich einen eigenen Patienten, das heißt einen neuen, der zum ersten Mal in diese Praxis kam. Keinen, der eigentlich bei jemand anderem in Behandlung war. Ein echter Patient, den ich nur für mich hatte. Mit dem ich einen Pakt schließen konnte.

Anfangs sah ich ihn oft ein- oder zweimal pro Woche, weil ich ihn ständig einbestellte. Wir plauderten ein wenig. Wir plauderten manchmal auch ziemlich viel. Beim dritten Mal sah er ein, dass es keine zusätzlichen Untersuchungen mehr geben würde, beim vierten Mal hatte er schon ein bisschen weniger Bauchschmerzen und nahm weniger Valium, beim fünften Mal hatte er noch weniger Bauchschmerzen, nahm das Valium aber weiter. Beim sechsten Mal war sein Zustand unverändert. Dann hatte er einen Termin abgesagt. Und war schließlich gar nicht mehr gekommen.

Ich redete mir gut zu: »Du steigerst dich da viel zu sehr hinein. Du machst dir zu viel draus. Und wenn es den Leuten dann schlechter geht, kommen sie nicht mehr, weil sie dich nicht enttäuschen wollen. Sie sind nicht gesund geworden, und das wollen sie dir nicht zumuten. Du hast viel zu viel gemacht, und deshalb bleibt der Patient jetzt weg.«

Ich hatte mir eingeredet, dass es Monsieur Paty wahrscheinlich schlechter ging und er deshalb zu einem anderen Arzt ging, bei dem er weniger Schuldgefühle hatte.

Und dann stand vorgestern plötzlich Monsieur Patys Mutter vor mir, die seine Tochter mitbrachte. Ihre Enkeltochter also. Mir war die Gleicheit der Namen zuerst nicht aufgefallen, also habe ich das Mädchen einfach untersucht. Doch als Madame Paty mit ihrer Enkelin schon in der Tür stand, drehte sie sich noch einmal um.

»Sie haben meinem Sohn sehr geholfen«, sagte sie.

Sie sagte: »Sie waren genau die Richtige.«

Tatsächlich kam Monsieur Paty nicht mehr, weil er geheilt war. Er hat das Valium abgesetzt, und wenn er Bauchschmerzen hat, konzentriert er sich darauf, und sie gehen weg. Manchmal nimmt er etwas ein, das ihm hilft, zum Beispiel ein krampflösendes Mittel wie Buscopan, aber nicht oft.

Wow, dachte ich, das habe ich geschafft, weil ich mit ihm geredet habe. Ohne Medikamente, ohne Untersuchungen, ohne Spezialisten. Nur durch Reden und Zuhören.

Es war mir gar nicht in den Sinn gekommen, dass er vielleicht nicht mehr kam, weil er wieder gesund war.

Patient: »Ach, es ist geschlossen? Ich bräuchte eine Bescheinigung, dass ich nicht am Sportunterricht teilnehmen kann. Der ist aber schon morgen früh. Können Sie mich nicht als Notfall drannehmen?«

Der Nächste, bitte!

Ich gehe ans Praxistelefon, es ist Montagmorgen, 9 Uhr 30:

»Hallo, bin ich dort mit der Praxis von Dr. Kirsche verbunden?«

»Ja, guten Tag. Ich bin Dr. Jaddo, die Vertretung.«

»Ah ja, na dann. Ich wollte einen Termin vereinbaren, wenn es geht.«

»Gern, an welchem Tag?«

»Heute.«

»Nun, ein Patient hat für 11 Uhr 30 abgesagt. Würde das gehen?«

»Vorher geht's nicht?«

In derselben Praxis an einem Mittwochmorgen um 9 Uhr 30. Es ist Sprechstunde nach Vereinbarung:

Die Dame hat sich einschieben lassen. Ich habe ein Viertelstündchen Zeit.

Sie kommt mit ihren beiden Söhnen.

»Guten Tag! Um wen geht es denn?«

»Eigentlich um alle drei ...«

An einem Donnerstagnachmittag um 17 Uhr. Es ist wieder Sprechstunde nach Vereinbarung:

Eine Mutter kommt mit ihren beiden Jungs, hat aber der Sprechstundenhilfe gesagt, es würde sicher länger dauern. Also zwei Viertelstündchen Zeit.

Der Große muss geimpft werden, der Kleine hat seine reguläre Untersuchung.

Den Impfstoff hat sie natürlich nicht dabei, fragt aber, ob ich ihr denn nicht schnell ein Rezept ausstellen könne? Sie geht runter in die Apotheke, um ihn zu holen, das dauert etwa fünf Minuten.

Zwanzig Minuten später ist sie wieder da.

Während sie den Kleinen entkleidet, wirft der Große alle Bücher auf die Erde, die er in den Regalen findet.

Und überhaupt ... hat sie Halsschmerzen, schon seit zwei Tagen, ob ich sie nicht mal ansehen könnte ...

An der Gegensprechanlage am Freitagabend um 18 Uhr – wir haben freie Sprechstunde:

»Hallo, ich wollte gerade raufkommen!«

»Es tut mir leid, aber ich muss die Praxis heute früher schließen. Unter dem Klingelschild ist ein Zettel angebracht, auf dem steht, dass wir heute früher schließen.«

»Aber es ist dringend!«

»Worum geht es denn?«

»Mein Sohn hat Halsschmerzen. Er hat schon seit heute Morgen Fieber. 38,5! Ich gebe ihm Doregrippin, dann geht es runter. Aber wenn das Mittel nicht mehr wirkt, geht es wieder rauf.«

»Wie alt ist er?«

»10 Jahre!«

»Das kann auch bis morgen warten. Sie können gleich am Morgen vorbeikommen. Aber jetzt muss ich die Praxis leider schließen, ich habe Notdienst.«

»Pfff. Dr. Kirsche ist nicht da?«

»Nein, er ist nicht da. Ich mache die ganze Woche für ihn Vertretung.«

»Das kann doch wohl nicht wahr sein. Er war doch schon letzte Woche nicht da ...«

»Ich kann Ihnen gleich morgen früh einen Termin für Ihren Sohn geben, wenn Sie möchten. Geben Sie ihm weiter alle sechs Stunden Doregrippin.«

»Um welche Uhrzeit?«

»Um zehn Uhr?«

»Was! Früher geht's nicht?«

Ich bin in der Praxis, es ist Montagmorgen, 9 Uhr, und Sprechstunde nach Vereinbarung

Sie sind zu zweit gekommen.

Bei ihm muss ich den Blutzucker bestimmen, weil wir

festgestellt haben, dass er Diabetes hat; ich muss ihm ein neues Rezept ausstellen, einen Brief an den Kardiologen mitgeben, einen an den Augenarzt; ich muss den Blutdruck messen, die Halsschlagader kontrollieren und den Puls; ich muss ihn wiegen, seinen Taillenumfang messen, das Herz abhorchen, das Schmerzempfinden in Beinen und Füßen prüfen und mit ihm über seine Ernährung und das Rauchen sprechen.

Bei ihr muss ich neue Rezepte ausstellen, die Schilddrüsenwerte überprüfen, mich um die Schlafstörungen kümmern, weil sie seit zwei Wochen kein Auge zutut; ihren Blutdruck messen, sonst wird sie sauer, und mir die Bläschen ansehen, die seit drei Monaten auf ihren Unterarmen erscheinen und rote Flecken hinterlassen, wenn sie sie aufkratzt.

Während ich den Brief an den Hautarzt diktiere, denn juckende Bläschen, die erscheinen und wieder verschwinden, sagen mir nichts, sagt er zu mir, ach, wenn ich schon dabei sei, könnte ich ihm doch auch gleich eine Überweisung für den Hautarzt ausstellen, er hätte gern, dass dieser mal einen Blick auf seine Muttermale wirft.

Ich biete ihm an, dass wir diese auch hier in der Praxis in Augenschein nehmen können, aber er meint, er würde lieber zum Hautarzt gehen.

Ich tippe also in den Computer: »Werter Kollege, ich überweise Ihnen zur Weiterbehandlung Monsieur Melesbrise, der seine Nävi vom Spezialisten begutachten lassen möchte. Er möchte, dass ich ihm einen Begleitbrief mitgebe. Dieser Pflicht habe ich mich hiermit entledigt. Mit kollegialen Grüßen.«

Während ich die zahllosen Papiere fertigmache …

Er: »Ich hätte da mal eine Frage. Wenn man Kribbeln in der Hand spürt, woher kommt das denn?«

Sie: »Es ist verrückt. Man findet kaum noch eine Arztpraxis, die am Samstag geöffnet hat. Früher war das ganz normal, heute gibt es das nicht mehr! Warum arbeiten die Ärzte eigentlich am Samstag nicht mehr?«

Er: »Ja, das stimmt. Denn schließlich müssen wir ja auch arbeiten …«

Sie: »Hat das mit der Sozialversicherung zu tun?«

Er: »Wir arbeiten schließlich auch, wir Arbeitenden!«

In der Praxis am Donnerstagmorgen um 11 Uhr zur Sprechstunde nach Vereinbarung:

Sie kommt ihretwegen und wegen ihres drei Wochen alten Sohnes. Sie hat zwei Termine belegt, dreißig kurze Minuten.

Sie kommt achtundzwanzig Minuten zu spät.

»Es tut mir leid. Sie hätten die folgenden Patienten drannehmen sollen!«

»Da war aber leider keiner. Der nächste Patient ist vermutlich gleichzeitig mit Ihnen angekommen und sollte eigentlich jetzt drankommen.«

Sie schweigt.

»Ich mache Ihnen folgenden Vorschlag. Ich sehe mir jetzt Ihren Sohn an, Sie selbst kommen morgen oder übermorgen noch mal.«

»Aber ich habe Halsschmerzen!«

Am darauffolgenden Montagmorgen um 10 Uhr 30:

»Guten Tag. Sie sind Madame Chumuc?«

»Nein, ich habe keinen Termin.«

»Aber am Montagmorgen können wir nur Patienten drannehmen, die einen Termin vereinbart haben. Das wissen Sie doch! Geht es um Ihren Sohn?« (Der 11 Jahre alt, 1,50 m groß und ein richtiger kleiner Zappelphilipp ist.)

»Ja, er hat eine verstopfte Nase!«

»Hören Sie, am Montagmorgen ist Sprechstunde nur nach Vereinbarung. Ich bin ohnehin schon viel zu spät dran, und die anderen Patienten warten. Wenn Sie wollen, kann ich Sie um 12 Uhr 30 drannehmen, in zwei Stunden also.«

»Aber er hat wirklich starken Schnupfen!«

»Ich seh's, aber dafür kann ich leider keinen Termin-Patienten warten lassen. Ich kann ihn später ansehen oder morgen, wenn Ihnen das lieber ist.«

»Pfff. Na gut. Später ist dann um 12 Uhr 30?«

»Ja. Ich trage Sie für 12 Uhr 30 ein. Wie ist Ihr Name?«

Um 12 Uhr 30 war sie nicht da.

Am Telefon am Mittwochmorgen um 8 Uhr 30:

»Hallo, ist dort die Praxis von Dr. Kirsche?«

»Ja, guten Tag. Ich bin Dr. Jaddo, seine Vertretung.«

»Ich wollte einen Termin vereinbaren.«

»Für welchen Tag denn?«

»Heute. Sie haben doch kurz Zeit, dann erklär' ich's Ihnen. Ich bin Patientin von Dr. Kirsche, er kennt mich gut. Jetzt geht es um meinen Sohn. Er ist zwei Monate alt, und jetzt ist sein Tränenkanal verstopft. Er weint und weint und weint. Anfangs hieß es noch, das sei normal und er hätte wahrscheinlich eine Bindehautentzündung gehabt, und Dr. Kirsche hat ihm eine Spülung verschrieben. Aber jetzt ist es wieder so, und er hat mir gesagt, mit Operieren müsse er warten, bis er mindestens sechs Monate alt sei. Da habe ich mir gesagt, es wird schon vergehen, und habe ihm die Spülung gegeben, aber es vergeht eben nicht, und er hat jetzt auch noch Durchfall. Außerdem hat er unter dem Auge eine Schwellung, die wird immer röter und immer dicker. Was soll ich denn tun? Ich dachte, es ist besser, ich komme mal vorbei, außerdem muss er ja sowieso seine Kontrolluntersuchung machen.«

»Am besten sehe ich ihn mir mal an. Sie könnten heute um 11 Uhr 30 vorbeikommen. Passt Ihnen das?«

»Was, um 11 Uhr 30? Vorher geht's nicht? Na gut, dann komme ich eben um 11 Uhr 30 … Ich nehme den Großen mit, der ist fünf Jahre alt. Er hustet auch seit gestern.«

»Es tut mir leid, aber ich habe nur einen Termin frei, und in der Zeit kann ich nicht beide untersuchen. Wenn Sie wollen, dass ich mir beide Kinder ansehe, müssen Sie um 15 Uhr 30 kommen, wenn freie Sprechstunde ist. Oder wir nehmen den Kleinen um 11 Uhr 30 dran, und Sie warten noch, ob es dem Großen am Montag nicht bessergeht.«

»Aber das geht doch schnell! Das dauert doch keine fünf Minuten! Er hat ja nichts. Nur eine Erkältung!«

»Wissen Sie, wenn er fünf Jahre alt ist und weiter nichts hat als eine Erkältung, dann kann ich Ihnen nur raten, das zu tun, was Sie vermutlich ohnehin schon tun: ihm die Nase putzen und ihm Doregrippin geben, wenn er Fieber bekommt …«

»Pfff. Dann komme ich halt um 15 Uhr 30.«

Natürlich war sie um 15 Uhr 30 nicht da.

Orthopäden-Witz: »Hast du die OP-Einteilung schon durchgesehen? Morgen machen wir beide Frau Moore.«

Spiral-Komminutivfraktur Diaphyse distales Drittel

Ich habe wirklich angenehme Erinnerungen an meine Praktika in der Unfallchirurgie. Trotzdem stehen gerade meine Erfahrungen dort exemplarisch dafür, was ich an der Medizin wirklich hasse.

Mit anderen Worten: Dort findet man die besten, die stärksten, die größten Chiiiiiirurgen mit Brustlocken, die aus dem V-Ausschnitt quellen, und dicken Goldketten, außerdem Machowitze, ordinäres Gelächter, komplette Vernachlässigung der Tatsache, dass an dem Bein, das man gerade untersucht, ein Stück aufwärts noch ein Rumpf hängt und daran ein Kopf mit einem Mund, der Töne von sich gibt. Es klingt nach Klischee, ich weiß – aber was kann ich dafür, wenn die Wirklichkeit manchmal das Stereotyp überholt?

Ich habe dennoch drei Praktika in der Unfallchirurgie gemacht, zwei davon allerdings nur widerstrebend, was im Endeffekt aber wieder eines ergibt, das ich gerne und mit voller Begeisterung absolviert habe. Reden wir also davon und von den Erinnerungen, die damit verbunden sind:

Im Sommer meines ersten Studienjahres lernte ich, meine ersten chirurgischen Knoten zu machen. Um den Hals einer Wodkaflasche, mit sämtlichen Fäden, die wir auf der Station auftreiben konnten. Ich hatte nämlich eines Abends die Ehre, von meinem Tutor zu einem Abend unter Freunden eingeladen zu werden. Diese Freunde waren genau wie er ebenfalls alle »Arzt im Praktikum« und alle männlich. Außer mir, der kleinen »Noch nicht mal AiP«. Wovon ich bis heute profitiere, wenn ich einhändig die Bänder des Abfallbeutels am Mülleimer befestige, während ich mit der anderen Hand den Beutel richtig deponiere.

Ich begriff auch, dass es sich bei der Unfallchirurgie trotz ihres Nimbus letztlich doch nur um eine rein handwerkliche Tätigkeit handelt. Ein paar ganz einfache Handgriffe. Etwas ist gebrochen? Na, dann kleben, schweißen oder nageln wir's eben. Wir hämmern mit einem Hammer, bohren mit einem Bohrer und leimen mit Leim.

Eines Tages mussten wir uns mit dem Ellbogen eines Typen beschäftigen, der sich mit dem Roller zu weit in die Kurve gelegt hatte. Buchstäblich. Wir mussten uns nämlich mit seinem Ellbogen beschäftigen. Es war ein richtiger Splitterbruch, eine unglaubliche Schweinerei. Wir standen vor den Puzzleteilchen und hatten keine Ahnung, wie wir sie zusammensetzen sollten.

Also bauten wir das Ellbogengelenk aus, Stück für Stück, und legten die Einzelteile auf einen Tisch. Wir saßen zu dritt um den Tisch, etwa zwei Meter vom Operationstisch und vom Eigentümer des Ellbogens entfernt. Nachdenklich stützten wir das Kinn in die Hand – wie man es aus Serien wie *Emergency Room* kennt –, während die Jungs mit ihren sterilen Handschuhen in der Krankenakte des Typen blätterten.

»Dreh das mal um. Das da. Schau mal, könnte das nicht zur Trochlea gehören?«

»Ja, vielleicht. Und wenn ich das da mal verschiebe? Hierher vielleicht?«

Gelegentlich kamen andere Chirurgen, die auf dem Weg

zu einer anderen OP waren, vorbei, beugten sich über uns und schlugen Dinge vor wie: »Und wenn man das Stück dort um 90 Grad dreht und in die Mitte legt?«

Am Ende lösten wir das Puzzle, setzten die Knochensplitter wieder zusammen, weckten die Anästhesistin und bauten das Gelenk wieder ein. Wir räumten die restlichen Knochensplitter aus, die sich dem Mann ins Fleisch gebohrt hatten, und machten wieder zu.

Aber am schönsten an der Unfallchirurgie fand ich, dass sie tatsächlich den Sinn fürs Absurde fördert.

So muss ich bis heute immer wieder an folgenden Vorfall denken, der mich stets aufs Neue zum Lachen bringt. Vor allem, wenn geschockte Angehörige an meinen Lippen hängen.

Ein Typ, der sich mit dem Roller zu sehr in die Kurve gelegt hat. (In der Unfallchirurgie macht man sehr häufig die Bekanntschaft von Typen, die sich mit dem Motorrad zu weit in die Kurve legen.) Eine Schar von Weißkitteln betrachtete konzentriert die Röntgenaufnahme. Jeder von ihnen, jeder von *uns* hatte mindestens zehn Jahre Studium hinter sich und der Durchschnitts-IQ lag vermutlich bei 150. Wir stützen das Kinn in die Hand und schweigen in tiefer Versenkung.

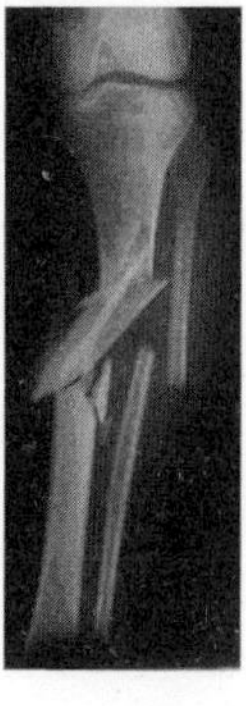

So standen wir da, während wir eingehend das Röntgenbild besahen. Dazu machten wir: »Hmm!«

Schließlich erreichte die Spannung ihren Höhepunkt, alle Welt wartete auf das Urteil des Chirurgen, bis dieser mehrmals nickte und sagte:

»Hmmhm ... Das ist gebrochen.«

Ich muss heute noch lachen, wenn ich daran denke.

Professor: »Erläutern Sie die Schlussfolgerungen, die Sie aus der Vorlesung gezogen haben.«

So ein verdammter Beschiss!

Meine Mutter erzählt heute noch gerne von den Wutanfällen, die ich angeblich als Sieben- oder Achtjährige bekommen habe, wenn ich Hausaufgaben machen musste.

Angeblich stampfte ich mit den Füßen auf, brüllte laut und warf meine Stifte durchs Zimmer. Wobei man wissen muss, dass meine Mutter zu Übertreibungen neigt und Geschichten gerne ein wenig ausschmückt. Ich kann mich nicht erinnern, je meine Stifte durchs Zimmer gefeuert zu haben. Aber ich weiß noch, wie zornig ich wurde, wenn ich vor diesen idiotischen Aufgaben saß. Eine typische Übung sah folgendermaßen aus:

Aufgabenstellung: Konjugiere die Verben in Klammern.

»Gestern war Martins 8. Geburtstag. Er .... (ausblasen) die Kerzen auf seinem Geburtstagsschokoladenkuchen.«

Natürlich war die richtige Antwort: »hat ausgeblasen«. Nur konnte man das nicht hinschreiben, weil die Pünktchen an der falschen Stelle saßen. Daher mussten wir es extra ausschreiben: »Gestern war Martins 8. Geburtstag. Er hat die Kerzen auf seinem Geburtstagsschokoladenkuchen ausgeblasen.«

Ich habe es mit Auslassungszeichen versucht: »... Er hat die Kerzen ... ausgeblasen.« Ich habe der Lehrerin sogar einen Kuhhandel vorgeschlagen: Ich würde auch noch Nr. 12 und 13 machen, ebenfalls ganz kurz. Dabei hätte ich sicher mehr gelernt als beim Ausschreiben des Wortes »Geburtstagsschokoladenkuchen«. Aber sie sagte nur: »Nein, nein.«

Ich war stinksauer, meine Wut war wie ein Funken im Bauch, den schon eine leichte Brise zum Großbrand werden lässt. Irgendwie ist dieser Funken bis jetzt nicht erloschen, ich spüre diese Wut heute noch im Bauch.

Meine Mutter will mich auch am ersten Schultag im Schulhof gefunden haben, wo ich wie eine Irre Zeug in die Mülltonne kickte, die dafür eigentlich nicht vorgesehen war. Aber das war egal, ich konnte ja ohnehin noch nicht lesen. Dabei soll ich geschrien haben: »Ah, das war alles für die Katz'! Ich habe heute gar nichts gelernt! GAR NICHTS!« Behauptet meine Mutter.

Ich erzähle das nur, um Ihnen zu zeigen, dass ich es schon als Abc-Schützin nicht leiden konnte, wenn man meine Zeit und Energie verschwendete. Außerdem möchte ich mich ein klein bisschen aufplustern. Ich finde die Geschichte mit der Mülltonne nämlich ziemlich beeindruckend.

Ich komme also zu Beginn der Facharztweiterbildung in die Fakultät, wo man uns alles über die Ausbildung zum Allgemeinmediziner erklärt: Programm, Aufbau der Kurse, Evaluierung des Gelernten – alles wird uns bis ins Kleinste auseinandergesetzt.

Dann werden Mappen ausgeteilt, auf denen unsere Namen stehen. Da hat sich jemand richtig Mühe gegeben. Vielleicht steckt sogar ein bisschen Liebe darin. All das zeigt uns, dass die Allgemeinmedizin mittlerweile genauso wichtig genommen wird wie andere Spezialgebiete.

Auf der Mappe steht: »Evaluierungsheft für die Facharztausbildung, Fachrichtung *Allgemeinmedizin*«. Und drinnen sind lauter Fragebögen mit langen Spalten und vielen kleinen Kästchen. Ich schlage die Mappe voller Vorfreude auf und beginne zu lesen:

»Geben Sie in jedem Fachbereich und nach jedem Ausbildungsschritt an, welches Niveau Sie erreicht haben. Legen Sie das Heft Ihrem Ausbildungsbegleiter zur Unterzeichnung vor.«

Ich träume nicht. Ich muss während der nächsten drei Jahre meiner Ausbildung zahllose Fragebögen ausfüllen. Ich muss neben jedem Ausbildungsschritt Ziffern ankreuzen, die für eine der folgenden Aussagen stehen:

0 Ich habe dieses Problem im Laufe meiner Ausbildung nicht aus eigener Erfahrung kennengelernt.

1 Ich war im Laufe meiner Ausbildung mit diesem Problem konfrontiert, habe aber nicht genügend Kenntnisse gesammelt, um selbständig und ohne Hilfe eine Behandlung durchführen zu können.

2 Ich war im Laufe meiner Ausbildung mit dem Problem konfrontiert und glaube, künftig selbständig damit fertig zu werden.

Dann muss ich den Bogen meinem »Ausbildungsbegleiter« zum Unterzeichnen vorlegen.

Ich bin fünfundzwanzig Jahre alt. Ich habe sieben Jahre lang studiert. Zum Teufel.

Die Ausbildungsabschnitte hören sich ein wenig merkwürdig an. Ich beschließe, sie witzig zu finden, schließlich bin ich nicht mehr sieben oder acht und kann auch keine Stifte mehr durchs Zimmer werfen. Außerdem gibt es im Hörsaal keine Mülltonnen, in die ich die Mappe zielgerecht schleudern könnte. Die Ausbildungsziele sind hübsch alphabetisch geordnet und erstrecken sich über siebzehn Seiten.

Zum Beispiel gibt es da einen Abschnitt: »Akute Probleme«. Das sind (ungelogen!): »Durchfall. Kopfschmerz. Verstopfung. Schmerzen am Knie. Schmerzen am Ellbogen. Schmerzen in einem oder mehreren Gelenken. Verstopfte Nase. Laufende Nase.« Da kommt doch Freude auf!

Unter dem Punkt »Technische Fertigkeiten« finden sich: »Rektale Untersuchung. Abtasten der Schilddrüse. Kontrolluntersuchung bei Schwangerschaften.« Ich versuche erst gar nicht mehr, den Sinn dahinter zu begreifen.

»Erkennen eines gestielten Fibroms« steht gleich über »Untersuchung beim Kind«. Aha, offensichtlich hält man beides für gleich wichtig.

»Untersuchung beim Kind« – sehr aussagekräftig. Ich suche und finde: »Untersuchung beim Jugendlichen«. Und »Untersuchung beim Neugeborenen« sowie »Untersuchung bei der Frau«.

Merkwürdig: »Untersuchung beim Mann« scheint zu fehlen. Ohnehin ließen sich die siebzehn Seiten auf vier Zeilen eindampfen, dann wären wir schneller durch.

Was ich wirklich schlimm finde, ist die Vorstellung, wie viele wohlmeinende Menschen an diesem Konvolut mitgearbeitet haben. Vermutlich gab es stundenlange Sitzungen, in denen die Autoren dieser Evaluierungsbögen versuchten, zum Besten aller Beteiligten zu wirken. Sie stellten sich wohl vor, wie wir drei Jahre lang mit unseren kleinen Kugelschreibern kleine Kästchen ausfüllen, während wir unseren »Ausbildungsbegleitern« (Wer soll das überhaupt sein?) hinterherlaufen, um von ihnen eine Unterschrift zu bekommen. Und dass wir am Ende dieser drei Jahre ganz stolz unsere Bögen einreichen, auf denen wir jeden Ausbildungsschritt mit einer 2 bewertet haben, das versteht sich ja von selbst. Das Heft mit den Bögen haben wir natürlich sorgfältig aufbewahrt, obwohl wir in der Zwischenzeit viermal umgezogen sind. Wir haben es sogar ordentlich eingebunden, um es gegen Eselsohren, Kaffee- und Fettflecken zu schützen.

Wenn ich diese Seiten so durchblättere, fühle ich mich spontan solidarisch mit den Krankenschwestern. Vor allem jenen, die schon dreißig Berufsjahre auf dem Buckel haben, verlangt man doch auch von ihnen, jeden Vorgang auf der Station minutiös zu protokollieren.

Strategisches Ziel: Problemlösung. Problembeschreibung: Patient ist verstopft. Problemlösungsstrategie: Ein Laxativ verabreicht. Ergebnis: Patient hat Kaka gemacht.

Der Evaluierungsbogen regiert in unser aller Alltag hinein.

Feuerwehrmann: »Der Mann hat sich die Augenbraue gebrochen.«

Kreuzstich

IKEA-Glastisch gegen Sie. Punktestand: 1:0 für den Glastisch. So was Blödes, jetzt haben Sie Blutflecken auf den schönen blauen Teppich gemacht. Ab geht's in die Notaufnahme. Dort warten Sie kurz, und schon kommt ein Typ mit offenem Lächeln, wie Dr. Carter aus *Emergency Room*, zu Ihnen. Er führt Sie in einen weiß gekachelten Raum und wäscht sich geschlagene vier Minuten lang die Hände mit einer rosa Desinfektionslösung. Dann deckt er Ihr Gesicht mit einem grünen Tuch ab, versäubert Ihre Wunde mit vier exakt in einer Reihe sitzenden Stichen und tut Ihnen dabei nicht mal weh – oder höchstens ein ganz kleines bisschen. Anschließend verlassen Sie den strahlend weißen Raum mit einem nicht minder strahlend weißen adretten Wundverband. Heile, heile Segen. So weit zum Ablauf der Ereignisse in einer idealen Welt.

Leider weicht dieser von der tatsächlichen beträchtlich ab.

In der wirklichen Welt flucht der Arzt zunächst einmal leise, weil das OP-Besteck in der Notaufnahme so gut wie nie vollständig ist. Jedes zweite Mal fehlt der Nadelhalter, jedes vierte Mal die richtige Pinzette.

Sie haben eine wunderbare OP-Abdeckung vor sich, grün mit einem hübschen Loch in der Mitte und den nötigen Klebstreifen zur Fixierung. Diese Klebstreifen sind mit Papierstreifen abgedeckt, die man abziehen muss. Dummerweise ist die Wunde des Patienten größer als die Aussparung in der Abdeckung. Und dann sitzt sie auch noch so, dass man das Abdecktuch nicht mit den Klebstreifen befestigen kann.

In der einen Hälfte der Fälle müssen Sie also das Loch per Schere vergrößern. Damit aber schneiden Sie auch die Klebstreifen weg. Dann haben Sie eine Abdeckung, die ständig verrutscht. In der anderen Hälfte der Fälle ist das Loch zu groß. Nun haben Sie die Wahl: Wenn Sie die Aussparung über der Wunde platzieren, können Sie entweder das Auge, die Haare und/oder das Ohr des Patienten frei lassen. Und da Sie ihm den Klebestreifen schlecht ins Auge oder in die Haare kleben können, verrutscht die Abdeckung auch in diesem Fall.

Vielleicht hat der Patient auch vier oder fünf Wunden, alle hübsch in Reih und Glied. Um die Abdeckung über einer Wunde zu platzieren, müssten Sie den Klebstreifen auf die andere Wunde pappen. Was nicht statthaft ist und außerdem ziemlich schmerzhaft.

So weit die Klebstreifen und die damit verbundene Problematik. Ihre hübsche grüne OP-Abdeckung bleibt nicht dort, wo sie soll.

Da der Patient außerdem (idiotisch, wie er ist) weder einen idealen geometrischen Körper mit ebenmäßigen Begrenzungsflächen hat noch horizontal liegt, geschweige denn stillhält, verrutscht die Abdeckung natürlich. Sie legen ihm das Tuch über die Wange, doch zwischen der Haut und der Abdeckung ist an der Nase mindestens drei Zentimeter Spiel.

Dazu kommt, dass, seit Sie mit Abdeckung, Patient, Schere und Liege ringen, die Abdeckung natürlich nicht mehr steril ist.

Da stehen Sie also mit Ihrem hübschen grünen Überwurf.

Da er nicht mehr steril ist und die Wunde nicht vom Rest des Körpers isoliert, stellt sich die Frage: Wozu ist das Ding überhaupt noch gut? Die Antwort: Es verdeckt den Patienten. Und das hat wiederum zwei Vorteile. Erstens sehen Sie als Operateur den Patienten nicht mehr. Das ist ganz praktisch, wenn man gerade dabei ist, eine Nadel in jemanden zu stechen. Zweitens kann auch der Patient Sie nicht mehr sehen. Sollte er Sie trotzdem unter seiner Husse heraus noch erspähen können, so ist damit spätestens Schluss, wenn Sie ihm die halbe Flasche Betadine-Lösung ins Auge geschüttet haben.

Fassen wir also zusammen: Die Abdeckung liegt über der Wange, sie hat etwa drei Zentimeter Spiel. Alles Betadine, mit dem Sie die Wunde begießen, um den Anschein zu erwecken, Sie würden antiseptisch arbeiten, wird dem Patienten in Auge oder Nase laufen, sobald er liegt.

Deshalb sagen Sie: »Bitte schließen Sie jetzt die Augen!«

Dann kommt die Anästhesie. Sie haben eine kleine Flasche Xylocain, eine kleine Spritze, zwei kleine Nadeln. Die Spritze, Ihre behandschuhten Hände und die Nadeln sind steril. Die Xylocainflasche ist es nicht. In Filmen und im OP-Saal ist eine Schwester oder ein AiP da, die dem Operateur die Flasche hinhalten, damit er die Nadel in den Gummipfropfen stechen und die Spritze aufziehen kann, die danach immer noch steril ist. In der Notaufnahme aber gibt es nur Sie, den Patienten, die nicht klebende, längst nicht mehr sterile Abdeckung und Ihre Verzweiflung. Zehn Minuten absoluter Einsamkeit, in denen Sie versuchen, das Unlösbare zu lösen.

Sie können versuchen, die Nadel in die auf dem Tisch stehende Flasche zu stecken. Wenn Sie das ganz gerade von oben tun, könnte das funktionieren. Dann können Sie 0,2 ml Xylo aufziehen, bevor die Nadel wieder in den luftleeren Raum ragt, weil der Xylo-Spiegel durch das Aufziehen entsprechend abgesunken ist. Doch Sie sind mit allen Wassern gewaschen. Sie heben mit der Nadel die Flasche hoch und ziehen noch ein bisschen mehr auf. Doch auch damit ist bald Schluss, denn die Nadel ragt schon wieder in den luftleeren Raum. Und sie steckt immer noch in der nicht sterilen Flasche fest. Nun halten Sie die Flasche mit der linken Hand fest, die Sie danach noch mal desinfizieren müssen. Sie können noch ein bisschen aufziehen, aber da Sie nur eine Hand frei haben, ist das nicht ganz so einfach. Schließlich legen Sie mit der rechten, immer noch sterilen Hand die Spritze auf den Tisch, auf dem Sie Abdeckung Nr. 2 (steril) und das Nähbesteck bereitgelegt haben.

Dann nehmen Sie neue Handschuhe und eine neue Nadel. Die stecken Sie auf die Spritze und stechen sie in den Wundrand, wo Sie das kostbare Betäubungsmittel injizieren. Sie drücken. Pech gehabt. Nichts geht. Sie drücken ein bisschen stärker. Doch durch die Nadel will nichts hindurch. Sie ruckeln ein wenig mit der Nadel herum. (»In weniger als einer Minute spüren Sie nichts mehr.«) Und Sie drücken wieder. Nichts. Sie drücken stärker. Die Spritze löst sich von der Nadel, das Xylocain verteilt sich in der Wunde, rinnt über die Wange und dann ins Auge beziehungsweise in die Nase des Patienten. (»Bitte schließen Sie jetzt die Augen!«) Sie hätten das besser auch getan, denn das Zeug spritzt auch Ihnen in die Augen.

Sie müssen die Nadel wechseln. Sie suchen eine neue

in der anderen Schublade. Und Sie wechseln die Handschuhe.

Der Assistenzarzt schaut zur Tür herein: »Ja, bist du denn immer noch nicht fertig? Wie lange brauchst du denn für die fünf Stiche?« Sie wagen nicht, ihm zu sagen, dass Sie noch gar nicht angefangen haben.

Mit ein bisschen Glück ist noch genug Xylocain in der Spritze, um das Manöver noch einmal zu versuchen. Dieses Mal einen Zentimeter weiter. Ansonsten müssen Sie diesen Schritt wiederholen.

Am Ende haben Sie etwa ein Fünftel des Spritzeninhalts in den Mann hineingepumpt. Der Rest hat sich frei verteilt. Wie auch immer: Auch dort, wo Sie Ihre Nadel gesetzt haben, wird der Mann Schmerzen empfinden. Es ist Ihnen einzig gelungen, die Wundränder zu verschieben. Das heißt, dass Sie nicht mehr gleichmäßig rundherum einstechen können, weil Sie nicht mehr wissen, wo Sie oben die Nadel gesetzt haben. Es hört sich furchtbar kompliziert an. Ist es auch. Wie dem auch sei, Sie fangen trotzdem an zu nähen. Der Faden ist gut drei Meter lang, also zweimal so lang wie die Länge der OP-Abdeckung. Während Sie das eine Ende durch den wehrlosen Herrn fädeln, führt das andere mehr oder weniger ein Eigenleben. Es schlängelt sich über die Abdeckung, die Liege, durch die Haare des Patienten. So weit der sterile Faden.

Sie machen einen Stich. Mit Ihrer Pinzette, die nicht hält, und Ihrem Nadelhalter, der ebenfalls nicht so funktioniert, wie er soll. Doch Sie schlagen sich wacker.

Sie ziehen den Faden weder zu eng, noch lassen Sie ihn zu locker. Der goldene Mittelweg eben.

Sie wiederholen den Vorgang noch siebenmal. Zwischendrin wechseln Sie noch ein-, zweimal die Handschuhe. Denn Krankenhaushandschuhe haben ihr eigenes eingebautes Schwitzsystem.

Geschafft! Es ist geschafft. Sie halten gerade noch einen Seufzer der Erleichterung zurück und suchen nach einem Wundschnellverband.

Der Wundschnellverband bringt uns wieder zurück zu den bereits erwähnten Zuschneideproblemen. Er ist entweder zu klein oder zu groß. Beschneidet man ihn rechts, klebt er nicht, beschneidet man ihn links, klebt er auch nicht. Sie brauchen zwanzig Minuten, bis Sie einen Flicken zurechtgeschnitten haben, der das Auge nicht bedeckt, aber trotzdem hält. Zumindest einigermaßen, denn oben kann man das gute Stück ja schlecht am Haaransatz befestigen. Aber immerhin hält es so, dass die Wunde bedeckt bleibt. Mehr wollen Sie ja gar nicht. Dann entlassen Sie Ihren Patienten, der sich von seiner Familie begutachten lässt. Und vom Assistenzarzt.

Doch je öfter Sie in der Notaufnahme arbeiten, desto absurder sind die Wunden, die Sie zu Gesicht bekommen.

Denn die Wirklichkeit, das sind Wunden, die aussehen wie ein doppeltes M, die so zerfetzt sind, dass das Gewebe rundherum längst abgestorben ist und Sie nicht wissen, wie Sie das je zusammennähen sollen.

Die Wirklichkeit, das sind Wunden, die mitten am Hinterkopf liegen, den Sie rasieren sollen, bevor Sie zu nähen anfangen. (Und jetzt stellen Sie sich mal vor, dass Sie einen Einmalrasierer über eine offene Wunde schieben. Und wie die Wunde hinterher aussieht, mit all den kleinen Haarresten darin.)

Die Wirklichkeit, das sind Patienten, die schon bei der leisesten Berührung fluchend zusammenzucken, so dass Sie weiß der Teufel wohin stechen.

Die Wirklichkeit, das ist ein Kollege, der seine ersten Stiche auf der Wange eines Fünfjährigen hinterließ.

Ärztlicher Entlassungsbericht Krankenhaus (vollständig):
»Wir haben am 18.04. um 19 Uhr 03 Ihre(n) Patiente(i)n M. B.
wegen folgender Beschwerden behandelt: …
Die klinische Untersuchung hat ergeben: …
Ergänzende Diagnostik: Blutbild, C-reaktives Protein.
Befund: …
Nachsorgeempfehlungen: Entlassung nach Hause.«

Hier Papa Tango Charly

Vor vier Wochen kam um 18 Uhr 35 eine ganze Familie in meine Sprechstunde: Mama, Papa, Töchterchen und Baby. Es war ein sehr, sehr kleines Baby, höchstens zwei Wochen alt.

Die Mama kommt direkt aus dem benachbarten Labor und hält mir ein Blatt Papier mit ihren Laborwerten vor die Nase: »Sie haben gesagt, ich soll sofort einen Arzt aufsuchen.« Deshalb steht jetzt wahrscheinlich die ganze Familie vor mir. Vermutlich waren sie beim Einkaufen und haben bei der Gelegenheit auch gleich Mamas Untersuchungsergebnisse vom Labor abgeholt. Und dort heißt es dann plötzlich, es sei etwas nicht in Ordnung. Ich habe die Familie noch nie gesehen, denn der behandelnde Arzt ist eben nur selten der, dessen Praxis direkt neben dem Labor liegt. Doch das Labor hat Madame geraten: »Gehen Sie sofort zum Arzt.« Und da ist sie nun.

Ich überfliege das Blatt, um mir einen ersten Eindruck zu verschaffen. Anscheinend eine Entzündung: Leukozyten zwischen 12 und 13, C-reaktives Protein (CRP) 95. Was bedeutet, dass irgendwo im Körper eine Entzündungsreaktion abläuft. Wo das ist, wissen wir zu diesem Zeitpunkt noch nicht.

»Gut«, sage ich zu Madame. »Wir werden für Sie eine Akte anlegen.«

Ich öffne ein neues Krankenblatt im Computer: Madame ist jung, schön und gesund. Sie hat vor zehn Tagen ohne Komplikationen entbunden. Okay.

»Gut, dann erzählen Sie doch bitte. Wer hat Sie zur Blutentnahme ins Labor geschickt und wieso?«

Madame erzählt.

Vor vier Tagen hatte sie plötzlich starke Schmerzen, da (Sie zeigt auf den Oberbauch, rechts, gleich unterhalb der Rippen). Der Schmerz verging nicht, und sie konnte ihn schließlich nicht mehr aushalten. Sie fuhr in die gynäkologische Notaufnahme des Krankenhauses, in dem sie entbunden hat. Der Gynäkologe dort hat nichts gefunden, also schickte er sie in die »normale« Notaufnahme für Erwachsene, die nicht gerade entbunden haben.

»Dort hat man mir Blut abgenommen und mich geröntgt. Am Blutbild haben sie dann gesehen, dass ich eine Entzündung hätte, aber sonst nichts gefunden. Also haben sie mir gesagt, ich solle in vier Tagen noch mal Blut abnehmen lassen und die Probe meinem behandelnden Arzt zeigen.«

»Gut. Haben Sie Ihren Entlassungsbericht dabei?«

»Nein.«

»Haben Sie eine Kopie der Werte von der ersten Blutabnahme?«

»Nein.«

»Na gut. Hat man den Urin untersucht?«

»Ja, aber niemand hat etwas gesagt. Das heißt doch dann wohl, dass alles normal war, oder?«

»Gut. Und das Röntgenbild? Welcher Körperteil wurde geröntgt? Die Lungen vielleicht?«

»Das hat man mir nicht gesagt. Ich glaube, sie haben hierher gezielt.« Sie zeigt mit der Hand auf den Unterbauch. »Vielleicht den Bauch?«

Hmmm, eine Röntgenaufnahme vom Unterbauch wäre in diesem Fall mehr als blöde. Aber manchmal macht man das, wenn jemand unklare Bauchschmerzen hat …

»Dann haben Sie noch einen Ultraschall gemacht. Es ist keine Blinddarmentzündung, hat man mir gesagt.«

Okay.

Verdammtes Scheißkrankenhaus, denke ich. Es ist jetzt 18 Uhr 55. Ich habe vor mir eine nette Frau, die überhaupt nicht versteht, was mit ihr los ist. Die eine Entzündung hat, deren Ursachen wir nicht kennen. Da dies gefährlich werden kann, vor allem bei einer Frau, die gerade entbunden hat, hat man ihr gesagt, sie solle zur Kontrolle ihren Hausarzt aufsuchen. Doch der hat nichts in der Hand, was er kontrollieren könnte.

Lag der CRP-Wert der Dame vor vier Tagen noch bei 45,

dann ist eine 95 eindeutig schlechter. Lag er hingegen bei 230, ist sie auf dem Weg der Besserung.

Die Dame merkt schon, dass ich wütend bin. Ich versuche, ihr das zu erklären: »Entschuldigen Sie, das ist nicht Ihre Schuld. Ich bin nur wütend auf meine Kollegen.«

Also kann ich von vorn anfangen. Ich befrage sie eingehend: der Kleine, Mama, der Schmerz, andere Anzeichen. Ich untersuche. Die Lungen – alles bestens. Doch sie hat immer noch Schmerzen. Sie verzieht das Gesicht, wenn ich sie heftig einatmen lasse und dabei drücke. Ist es vielleicht die Galle?

Ich rufe das Krankenhaus an. Man verbindet mich einmal, zweimal, dreimal. In meinem Wartezimmer sitzen noch sechs Patienten. »Aaah«, meint die Dame, die ich am Schluss am Apparat habe, »da kann ich Ihnen nicht mehr weiterhelfen. Wir haben nur bis 17 Uhr Einsicht in die Akten. Da müssen Sie morgen noch mal anrufen.«

Jetzt werde ich richtig sauer, und das lasse ich die Dame am anderen Ende auch spüren.

Endlich habe ich einen Arzt an der Strippe, der mir vorliest, was im Bericht steht: »Schmerz in der Bauchhöhle rechts unten (also nicht rechts oben), blablabla, Blutwerte normal, CRP 110, blablabla, Abdomen-Röntgen unauffällig, Ultraschall von Gebärmutter, Eierstock, Blinddarm normal.«

Sie haben also tatsächlich eine Röntgenaufnahme vom Bauch gemacht, diese Esel. Ich frage mich nur, was sie da gesucht haben. Sie haben beim Ultraschall die Galle vergessen. Der Entzündungswert aber ist fast gleich geblieben (95 zu 110, noch dazu in verschiedenen Labors, das ist die ganz normale Abweichung).

Gut, dass der Ultraschall der Galle nicht gemacht wurde, kann ich noch verstehen. Wenn die Dame tatsächlich rechts unten Bauchschmerzen hatte, ist das begreiflich. Sie meint zwar, sie hätte nie gesagt, der Schmerz sitze rechts unten. Aber ob das stimmt, dürfen wir zumindest in Zweifel ziehen. Auch die Röntgenaufnahme des Bauchraums könnte ich ihnen verzeihen. Eine nutzlose Untersuchung mehr oder weniger, das kommt ziemlich häufig vor. Doch dass man ihr nahelegt, sie solle doch ihren Hausarzt aufsuchen, ohne sich auch nur die vierzehn Sekunden Zeit zu nehmen, auf den »Print«-Button zu drücken und zu warten, bis die Blätter herauskommen, das ist wirklich unverzeihlich. So hätte sie zumindest die Kopie des Krankenhausbefundes und die Resultate der ersten Blutabnahme dabeigehabt.

Ich meckere den Typen am Telefon an.

»Ich habe Ihre Patientin nicht untersucht. Was soll ich Ihrer Ansicht nach denn tun?«

»Erstens ist sie nicht meine Patientin. Und zweitens möchte ich, dass Sie Ihren Assistenzärzten ausrichten, Sie sollen die Leute nicht zum Hausarzt schicken, ohne Ihnen einen Entlassungsbericht mitzugeben.«

»Ja, da haben Sie recht.«

Vielen Dank, dafür kann ich mir was kaufen!

Vor zwei Wochen kommt ein junges Mädchen zu mir in die Sprechstunde.

Vor vier Tagen hatte sie einen Unfall auf der Autobahn. Den Schock ihres Lebens. Man hat sie in die Notaufnahme gebracht, aber sie kann sich an nichts erinnern. Sie war ja vollkommen fertig.

Sie sucht mich aus drei Gründen auf: Sie hat Schmerzen

im Oberbauch links. Diese Schmerzen hatte sie nach dem Unfall nicht, daher konnte sie in der Klinik davon auch nichts sagen. Außerdem tut ihr immer noch die Hand weh. Die, mit der sie mir eine Reihe von Röntgenaufnahmen hinhält. Und schließlich möchte sie krankgeschrieben werden. In der Notaufnahme hat man ihr gesagt, sie werde fünf Tage krankgeschrieben, aber man hat ihr keine Bescheinigung mitgegeben.

»Wieso hat man Ihnen keine Bescheinigung mitgegeben?«, frage ich naiverweise.

»Naja, man hat mir etwas mitgegeben. Aber darauf stand: ›fünf Tage Arbeitsunfähigkeit. Bestätigung durch den Hausarzt erbeten.‹«

»Ja, aber, wie sah das Ding denn aus? War es gelb? Haben Sie es dabei?«

»Nein, ich habe es zu Hause vergessen. Es tut mir leid, ich bin echt doof. Ich hätte es mitnehmen müssen. Aber nein, es war nicht gelb, sondern weiß. Ein ganz normales Blatt Papier. Ich dachte, das ist schon in Ordnung, aber meine Mutter meinte, das sei keine offizielle Arbeitsunfähigkeitsbescheinigung, und ich müsste noch zu Ihnen kommen.«

»Aber ich kann Ihnen keine AUB ausstellen, die länger als drei Tage zurückreicht. Ich habe Sie vor vier Tagen ja nicht gesehen! Das Krankenhaus hätte Ihnen die Bescheinigung ausstellen müssen, als Sie dort waren.«

»Aber dort meinte man, sie dürften keine Krankschreibung ausstellen.«

Aha, denke ich, das war mir neu.

Dann sehe ich mir die Hand an. Der kleine Finger ist geschwollen und druckempfindlich. Auf den Röntgenbildern ist nichts zu erkennen, aber ich bin auch keine besonders begabte Röntgenbildleserin. Wenn ein Bruch nicht klar erkennbar ist, erkenne ich für gewöhnlich gar nichts. Und wieder einmal habe ich zwar die Röntgenaufnahmen, aber keinen ärztlichen Entlassungsbericht.

»Sie haben gesagt, er wäre gebrochen.«

»Aha! Und Sie haben nicht geschient oder einen Gips angelegt?«

»Nein, aber es hieß, glaube ich, schon, dass er gebrochen ist.«

Dann untersuche ich den Bauch. Eindeutig Schmerzen im linken Oberbauch, unterhalb der Rippen.

Ich rufe das Krankenhaus an. Ich werde einmal, zweimal, dreimal verbunden. Dann heißt es, man werde mich mit dem Arzt verbinden. Man verbindet weiter und schließlich …

»Guten Tag. Dr. Jaddo am Apparat«, sage ich.

»Ja, am Apparat.«

»Wie bitte?«

»Ich bin am Apparat. Was wollen Sie denn?«

»Nein, ich bin Dr. Jaddo. Ich rufe an, weil ich keine Unterlagen zu meiner Patientin, Madame X, habe, die am Montag bei Ihnen war.«

»Einen Augenblick mal. Wer sind Sie?«

»Dr. Jaddo.«

»Aaaaah! Ich bin Dr. Joddo! Hahahaha! Was für ein Zufall! Also, was brauchen Sie noch mal?«

»Ich wollte wissen, was am Montag genau passiert ist, als Madame X bei Ihnen war.«

»Am Montag? Aber ich habe keinen Zugang zu den Daten vom Montag. Wer sind Sie denn eigentlich?«

»Ich bin ihre Hausärztin! Ich will wissen, was am Montag bei ihr gemacht wurde!«

»Ah ja. Einen Moment. Wie hieß sie gleich noch mal?«

»Madame X.«

»Also Madame X?«

»Ja, X … x … x … x.«

»Also: X und x und xx?«

»Ja, genau.«

»Und der Vorname?«

»Marie.«

»M????«

»M … A … R … I … E.«

»Ah ja, da steht es ja. Mittelgliedfraktur, kleiner Finger, rechts.«

»Das ist alles? Mittelgliedfraktur kleiner Finger? Warum wurde der Finger nicht ruhiggestellt?«

»Warum? Hat man ihr keine Schiene angelegt?«

»Nein, nichts. Sage ich doch.«

»Auch keine andere Gelenkfixierung?«

»Nein.«

»Nun, ich weiß nicht, was da passiert ist. Hier jedenfalls steht nur: Mittelgliedfraktur, kleiner Finger, rechts.«

»Und welche Untersuchungen wurden durchgeführt? Sie sagte mir, dass Blut abgenommen wurde. Haben Sie ein Blutbild gemacht? Könnte ich mal die Ergebnisse hören?«

»Hier ist leider nichts weiter vermerkt außer Mittelgliedfraktur, kleiner Finger, rechts. Mehr kann ich Ihnen auch nicht sagen.«

»Gut, gut. Aber finden Sie nicht, die Kommunikation zwischen Krankenhaus und Hausarzt sollte etwas besser funktionieren?«

»Da haben Sie durchaus recht.«

Dafür kann ich mir was kaufen!

Ich habe die erste Dame wieder in die Notaufnahme geschickt – mit einem Brief, von dem ich hoffe, dass Dr. Kirsche deshalb keine Schwierigkeiten bekommt. Immerhin liegt das Krankenhaus gleich um die Ecke.

Das junge Mädchen habe ich wegen der Bauchschmerzen zum Ultraschall geschickt und zum Radiologen, damit er sich die Röntgenbilder noch einmal ansieht. Ich habe ihr Schmerzmittel verschrieben (nicht einmal das wurde im Krankenhaus gemacht) und ihr eine Arbeitsunfähigkeitsbescheinigung ab dem Tag ausgestellt, an dem sie bei mir war. Ich habe »Folgebescheinigung« angekreuzt und dazu geschrieben, dass sie am Unfalltag im Krankenhaus krankgeschrieben wurde, aber dort keine Bescheinigung erhalten hat.

Ich weiß ja, dass die Notaufnahmen überlastet sind. Ich weiß, dass es dort in erster Linie darum geht, die 98 Prozent Nicht-Notfälle von jenen 2 Prozent zu unterscheiden, bei denen es um Leben und Tod geht. Ich weiß, dass man für ein Mädchen, das gerade einen Unfall und den Schock ihres jungen Lebens hatte, keine zwei Stunden übrig hat. Weil sie nur einen gebrochenen Finger hat.

Doch, meine Damen und Herren Chefärzte, Assistenzärzte und Ärzte im Praktischen Jahr, die Sie diese Zeilen lesen: Bitte entlassen Sie Ihre Patienten nicht, bevor Sie auf den »Print«-Button Ihres Computerprogramms gedrückt haben.

Bitte!

Arzt: »Wenn Sie die Kleine stillen, wann immer sie Milch will, dann findet sie vielleicht sogar noch Gefallen daran.«

Arme Sünderlein

Kürzlich hatte ich eine Patientin von vielleicht dreiundzwanzig oder fünfundzwanzig Jahren. Mit ihrem Neugeborenen.

Ein kleines Mädchen, das sie zwei Wochen nach der Geburt zur Nachsorge mitbrachte und das – wie sie – brav zwei Stunden lang im Wartezimmer verbrachte unter den stumpfen Blicken der anderen Patienten, die sich vielleicht dachten, sie müssten schließlich auch warten, also soll die Kleine sich gefälligst nicht so anstellen. Niemand wartet schließlich gerne. Und wenn man einem Obdachlosen ein paar Münzen zusteckt, dann kauft er sich doch nur irgendwelchen Fusel, nein danke, gnädige Frau. Je rechtschaffener, desto fieser.

Aber ich will mich kurz fassen.

Wie immer befrage ich zuerst die Mutter: Wie ist die Entbindung verlaufen, wie fühlt sie sich, wie kommt sie mit dem Baby zurecht und so weiter. Denn im Jahr 2010 muss eine junge Mutter vor Freude quietschen, wenn sie ein Baby hat. Sie muss auf rosaroten Wölkchen schweben, durchtränkt von der Milch der frommen Glückseligkeit, vorzugsweise in Rosa. Sie muss ihre Tochter wundervoll finden, denn sonst ist sie eine schlechte Mutter, jeder weiß doch schließlich, dass der weibliche Mensch einen ausgeprägten Mutterinstinkt hat. Erschöpft darf sie natürlich sein, aber auch nur ein bisschen, und das möglichst dezent.

Ich hake wie immer nach, wie denn alles so läuft.

Und bei dieser jungen Mutter lief es nicht gut. Das Baby hatte eine Fehlbildung der Verdauungsorgane, die erst in den letzten drei Monaten der Schwangerschaft erkannt wurde. Die letzten Wochen vor der Entbindung verbrachte sie aus anderen Gründen im Krankenhaus. Die Wehen setzten verfrüht ein, schon in der 34. Woche, es gab einen unerwarteten Kaiserschnitt, und die Kleine wurde sofort in den Operationssaal gebracht, um die Fehlbildung zu beseitigen, sonst hätte sie keinerlei Nahrung aufnehmen können. Wenn ich als Nichtmutter hier eine Meinung äußern darf, dann scheint mir das ein bisschen viel auf einmal, vor allem für die erste Schwangerschaft, vor allem für eine so junge Frau.

Dennoch lief zunächst alles gut. Die Mutter erholte sich, der Vater war auch begeistert, beide Eltern entwickelten eine gute Bindung zu ihrem Kind. Ja, die kleine Welt der drei schien vollends in Ordnung, als die Mutter auch in der Lage war, das Kind zu stillen (obwohl man ihr im Krankenhaus vorgeschlagen hat, das Mädchen mit der Flasche zu ernähren, damit man die Menge der aufgenommenen Nahrung besser messen kann). Alles lief also bestens.

Natürlich wird bei einem Baby, das gleich nach der Geburt zur Korrektur einer Fehlbildung der Verdauungsorgane operiert werden musste, die Gewichtszunahme besonders aufmerksam überwacht. Vor allem in der Nachsorge für Erstgebärende im Krankenhaus. Dort hat die bedauernswerte Mutter einen Säuglingspflegekurs belegt. Damit eines klar ist: Ich habe nichts gegen Säuglingspflegekurse. Ich befürworte sogar Säuglingspflegekurse, vor allem bei Erstgebärenden. Aber manchmal können einem diese Geburtsbürokraten doch ganz schön auf den Wecker gehen.

Meine Patientin jedenfalls geht immer schön fleißig mit ihrem Baby zum Kurs. Dort wird die Kleine gewogen. Schließlich wird sie ja gestillt. Mit den Brüsten ist auch alles in Ordnung. Und die Kleine nimmt sehr schön zu, weil die Mutter ihr die Brust gibt, wann immer sie sie haben will. Wohlgemerkt: Keiner der Helden unserer Geschichte hat Weinkrämpfe beziehungsweise Schmerzen oder leidet unter Schlaflosigkeit.

Und jetzt halten Sie sich fest, denn jetzt kommt der eigentliche Skandal: Die Mutter stillt ihr Kind mehr als zehn Minuten an einer Brust! Das gehe ja nun wohl zu weit, schärft man ihr im Säuglingspflegekurs ein, es sei schlecht, dem Kind mehr als zehn Minuten lang nur eine Brust zu geben! Sie würde davon tiefe Risse und Schrunden bekommen, und überhaupt sei das eine Todsünde, und ihre Brüste würden in der Hölle braten bis zum Jüngsten Tag! Außerdem müssten zwischen zwei Stillvorgängen IMMER mindestens zwei Stunden liegen. Denn auch die Völlerei ist eine Todsünde, das kann man gar nicht oft genug sagen, außerdem erzieht man das Kind so zur Launenhaftigkeit.

Das aber macht meiner Patientin wirklich Schwierigkeiten, denn sie hat das Gefühl, in weniger als zehn Minuten wird die Kleine nicht satt.

Und tatsächlich, als sie das Kind beim nächsten Mal auf die Waage legt, hat es kaum noch zugenommen. Daher fragt meine mittlerweile sehr besorgte Patientin schüchtern, ob man nicht zufüttern solle.

Aber ja! Heißt es. Denn ihre idiotischen Brüste sind ja nicht in der Lage, das Kind in 7 × 2 × 10 Minuten satt zu kriegen, also braucht es Zusatznahrung! Aber die kotzt sich die Kleine regelmäßig aus dem Leib. Beim nächsten Wiegen hat sie an Gewicht verloren. Also schickt man sie zu mir, wo sie zwei Stunden im Wartezimmer verbringt.

Ich finde das alles zutiefst deprimierend. Anfangs lief alles prima, ja sogar besser als erwartet, besser, als man es sich in seinen kühnsten Träumen zu erhoffen gewagt hätte. Und dann macht man alles kaputt, nur weil das Verhalten der Akteure irgendwie nicht in die Schublädchen passt, in die irgendwelche Spatzenhirne die gesamte Menschheit stecken möchten. Da funktioniert etwas bestens, doch ein paar sogenannte Experten machen alles kaputt. Das ist doch einfach nur niederschmetternd.

Solche Geschichten wiederholen sich in dieser Form ständig. Während der Schwangerschaft nimmt man nur über 70 Grad erhitzte Proteine zu sich, um ja keine Salmonellenvergiftung zu bekommen, dann nährt man sein Kind 2 x 7 x 10 Minuten lang, um ihm dann, wenn es genau fünf Monate und zwölf Tage alt ist, genau 13,8 Gramm grünes Bohnenmus zu füttern. Und wenn es ein Junge ist, zieht man, während man ihn im handwarmen Wasser badet, siebenunddreißig Sekunden lang an seinem Penis, damit sich die Präputialverklebung auflöst und die Vorhaut sich schön über die Eichel schieben lässt. Und man lässt das Kind keinesfalls im Bett der Eltern schlafen, denn so züchtet man Verbrecher heran.

Es reicht. Verdammt noch mal! Ich liebe Regeln. Aber irgendwo gibt es Grenzen. Lassen wir doch ein wenig Spielraum um unsere Regeln herum.

Es gibt doch nicht nur die eine allein seligmachende Lösung. Es gibt mindestens so viele, wie es Familien gibt, wie es Menschen gibt und ihre Geschichten. Wenn Sie dem Kind mit drei Monaten nicht gerade Fritten und Coca-Cola ins Fläschchen geben, wird schon alles gutgehen.

Hören Sie auf Ihre innere Stimme. Setzen Sie Ihre eigenen Maßstäbe. Sie »verziehen« Ihr Kind nicht, wenn Sie es mal bei sich im Bett schlafen lassen. Oder wenn Sie es gleich trösten, wenn es weint, anstatt es weinen zu lassen. Oder wenn Sie ihm die Brust geben, wenn es Hunger hat. Wenn Sie IHRE Grenzen respektieren, wenn Sie an diesem Abend wirklich zu müde sind, wirklich nicht aufstehen wollen, ihm wirklich nicht noch mal die Brust geben wollen, dann ist das auch in Ordnung.

»Fehler« machen Sie höchstens dann, wenn Sie Ihre Grenzen überschreiten. Wenn Sie sich aber selbst vertrauen, dann können Sie auch – in gewissen Grenzen – Regeln befolgen, denn dann sind die Regeln gut.

Schicken Sie doch die Ärzte zum Teufel!

Patient: »Ich wollte schon wieder gehen,
aber dann habe ich gesehen, dass Sie da sind.«

Freunde fürs Leben

Ich habe Madame Pouteau während einer Vertretung kennengelernt. Sie war eine kräftige Frau, fünfundachtzig Jahre alt und hatte einen – wie es so schön heißt – »energischen Charakter«. Da sie viele Risikofaktoren für eine Herz-Kreislauf-Erkrankung aufwies, die möglicherweise (sicher?) zum Infarkt führen würden, nahm sie allerlei Medikamente für das Herz. Sie war ein besonderer Fall, denn Frauen ihres Alters, die das typisch männliche Risikoprofil für Herz-Kreislauf-Erkrankungen aufweisen, sind immer noch selten. Das ändert sich gerade, doch im Moment gibt es immer noch mehr Männer als Frauen mit diesem Profil.

Madame Pouteau hat spät aufgehört zu rauchen, aber immerhin. Und zu der Zeit lebte sie ganz gut mit ihren drei Blutdruckmedikamenten und ihren Trinitrin-Pflastern.

An diesem Tag haben wir uns also kennengelernt – von Angesicht zu Angesicht sozusagen, und es war Liebe auf den ersten Blick. Als sie zu mir ins Sprechzimmer kam, erklärte sie ohne Umschweife, sie werde dieses eine idiotische Medikament nicht mehr nehmen, weil die Nebenwirkungen nicht auszuhalten seien. Dabei sah sie mich herausfordernd an, so als wolle sie sagen: »Mir ist egal, was Sie davon halten!«

»Da bin ich ganz Ihrer Meinung«, sagte ich.

Ich glaube, sie war erstaunt, dass ich sie nicht gerügt habe. Sie verzog zwar keine Miene, kam von da an aber nur noch an Tagen, an denen ich in der Praxis war.

Mit ihr war alles ganz einfach.

Sie war die reinste Erholung für mich. Ich konnte ihr sagen, was ich dachte, ohne irgendetwas politisch korrekt verklausulieren zu müssen. Kein Zuckerguss nötig. So lief es eine ganze Weile. Wir redeten, ich sagte meine Meinung, sie die ihre, ich erklärte die Vor- und Nachteile, sie entschied, fertig. Meistens war ich mit ihrer Entscheidung einverstanden, was, ich gebe es zu, auch daran gelegen haben könnte, dass sie sich in den meisten Fällen mit meiner Empfehlung deckte. Das war natürlich hilfreich.

Ich glaube, ich war für sie auch die reinste Erholung. Wir kamen aus ganz unterschiedlichen Welten, hatten ganz unterschiedliche Erfahrungen gemacht und führten ein ganz unterschiedliches Leben, und doch sahen wir vieles ähnlich. Vor allem in medizinischer Hinsicht.

Plötzlich war die Medizin einfach. Sie ließ uns Zeit für alles Mögliche andere. Wir verstanden uns, manchmal hätten wir uns fast zugezwinkert. Nicht selten lachten wir auch gemeinsam. Ihr saß der Schalk im Nacken wie einer Dreijährigen.

Einmal gestand sie mir, sie überlege sich, ob sie nicht früher oder später wieder zu rauchen anfangen sollte. Denn in ihrem Alter müsse man doch ohnehin endlich mal sterben, und sie würde lieber an einem sauberen Herzinfarkt sterben als an einer sich ewig hinziehenden Krebskrankheit.

Ich glaube, ich antwortete damals: »Es wäre wohl kaum sehr professionell von mir, wenn ich Ihnen sagte, dass ich das verstehe, nicht wahr?«

Sie lächelte, bevor sie mir zustimme: »Nein, wohl kaum. Sagen Sie es besser nicht!«

Vor kurzem war ich zum letzten Mal als Vertretung in dieser Praxis, und sie saß im Wartezimmer.

Sie wusste nicht, dass dies mein letzter Tag war. Und ich wusste nicht, dass sie an diesem Tag ein neues Rezept brauchte.

Doch natürlich war ihr klar, dass ich nicht für immer bleiben würde, deshalb fragte sie zwischendrin einfach: »Eröffnen Sie vielleicht eine eigene Praxis, hier in unserer Gegend?«

Nein, Madame Pouteau, aber Sie werden mir auch fehlen. Genau das sagte ich. Aber nur in Gedanken. Denn manchmal verhalte auch ich mich durchaus professionell, müssen Sie wissen.

Bevor sie ging, sagte sie, sie würde in zehn Tagen noch mal vorbeischauen, wegen der Grippeschutzimpfung.

Ich antwortete ihr, dann würde sie mit einem anderen Arzt vorliebnehmen müssen, da heute mein letzter Tag sei.

Sie schwieg.

Dann drückte sie mir lange die Hand. Beim Hinausgehen aber hinterließ sie mir diesen wunderbaren Satz: »Natürlich kann man das eigentlich nicht so sagen, aber … irgendwie haben wir uns doch blendend amüsiert, wir beide.«

Kafka, Jarry, Jaddo

Heißt es nicht immer wieder, Arzt kann nur werden, wer sich dazu berufen fühlt? Was bitte soll das bedeuten? Was versteht man überhaupt unter Berufung? Mir zumindest ist kein Student der Medizin bekannt, der je diese »Berufung« als Begründung für die Berufswahl ins Feld geführt hätte. Umgekehrt habe ich viele Medizinstudenten kennengelernt, denen etwas auf der Seele lag und die mich fragten, ob ich nicht einen Augenblick Zeit hätte, um ihnen zuzuhören?

Gewöhnlich sieht man sich während der Ausbildung zum Arzt mit unterschiedlichen Gefühlen konfrontiert: Angst, Betroffenheit, Abneigung, Wut. Letztere richtet sich häufig gegen sich selbst. Nicht selten verspürt man auch den Impuls, auf jemanden loszugehen – meist, weil man nicht die richtigen Worte findet, vor allem nicht für das eigene Unbehagen. Dieser Jemand kann ganz unterschiedliche Gesichter annehmen: ein Professor, ein Oberarzt, ein Student. Jemand, der uns dazu getrieben hat, etwas zu sagen, was wir lieber nicht gesagt hätten, jemand, der uns in eine Situation gebracht hat, auf die wir gut hätten verzichten können.

Wer Arzt werden möchte (also das Recht erwerben, diese Berufsbezeichnung zu tragen und verschreibungspflichtige Medikamente zu verordnen), muss zunächst einmal viel, viel lernen. Vor allem im Krankenhaus. Dort begegnet man wunderbaren Menschen (Krankenschwestern und -pflegern, aber auch Ärzten), die ihren Beruf lieben und heilend tätig sein wollen. Genau daran allerdings werden sie von einer Handvoll Gauner gehindert, die mitunter eher geistig beschränkt als böse sind, jedoch genügend Macht haben, um das Krankenhaus, das eigentlich ein Ort der Heilung sein sollte, in eine Stätte des Leidens zu verwandeln – für die Patienten ebenso wie für die Menschen in Heil- und Pflegeberufen, die wirklich guten Willens sind.

Das Krankenhaus ist … Wie soll ich das sagen? Eine moderne Variante von Kafkas *Schloss*. Der arme Josef K. hat den Weg dorthin nie gefunden, die Studenten der – äußeren und inneren – Medizin aber verbringen hier einen Großteil ihrer Zeit bis zur Zulassung. Und im Innern dieses Schlosses herrschen kafkaeske Zustände. Groteske Szenarien, sinnlose Bosheiten von Westentaschen-Napoleons, die ihren kleinen Hoheitsbereich mit Zähnen und Klauen verteidigen, nichtssagende Lehrgangsdiplome, unauffindbare Akten (andere sind dafür doppelt vorhanden, leider weiß keiner mehr, welche jetzt die richtigen sind) und eine mit gedankenlos-zynischen Formulierungen reich durchsetzte Sprache: »Komm, ich zeig' dir mal einen schönen Tumor.« Oder das klassische »Ich muss dich mal sprechen.« (»Habe ich gestern vielleicht jemand umgebracht?«) – das sich regelmäßig als Nickeligkeit herausstellt, die perfekt in die absurde Krankenhaushierarchie passt, eines Alfred Jarry würdig. Ja, Kafka und Jarry herrschen hier in Personalunion. Grauen und Absurdität sind an einem Ort vereint.

Wenn man Jaddos Blog vom Alltag des Medizinstudenten im Krankenhaus liest, erkennt man schnell, dass die Entscheidung, Medizin zu studieren, den Studenten nicht nur intellektuell fordert, sondern ihn auch emotional vor schwierige Situationen stellt. Immer wieder fühlt man sich dem Wahnsinn nahe. Ein anderes Mal möchte man sich am liebsten die nächste »Ente« schnappen (so heißt umgangssprachlich das Gefäß, in das Bettlägerige ihren Urin entleeren sollen, sofern sie dazu überhaupt in der Lage sind ...), um den Inhalt dem Nächsten ins Gesicht zu schütten, weil man sich mal wieder unerträglich provoziert fühlt.

Offenbar – wenn wir Jaddo Glauben schenken – braucht ein Medizinstudent vor allem ein dickes Fell. Damit er aggressiven Impulsen nicht nachgibt, den Wutschrei in seiner Kehle hinunterschluckt und in eine Geste der Güte verwandelt. Das ist beileibe nicht leicht! So als würde man auf einem Schlachtfeld für den Frieden demonstrieren.

Medizin ist manchmal ein einziger Kampf.

Ich kann mich noch gut an den Assistenzarzt erinnern, der mich – quasi als mein »Gesellenstück« – eine völlig unnötige gynäkologische Untersuchung an einem jungen Mädchen vornehmen ließ.

Oder an den (bekannten) Chirurgen, der den ums Krankenbett versammelten Studenten erklärte, er werde nun dem Patienten, der an einem fortgeschrittenen Krebs der Speiseröhre litt, eine Sonde in die Speiseröhre einführen, damit er wieder etwas essen könne. Was er ihm verschwieg, war, dass dies eine der letzten Maßnahmen ist, die man durchführt, wenn das Tumorwachstum nicht zu stoppen ist.

Dabei fällt mir ein anderer Chirurg ein, bei dem wir Vorlesung hatten. Er erklärte uns, bei einer Verbrennung der Hand immer als Erstes nach dem Beruf des Patienten zu fragen: Bei einem Geigenvirtuosen müsse man natürlich alle fünf Finger erhalten, während ein einfacher Arbeiter aber nur Daumen, Ringfinger und kleinen Finger brauche ...

Es ist schmerzlich, Jaddos Blog zu lesen, weil mich dabei

das Gefühl beschleicht, dass sich in den letzten fünfunddreißig Jahren nicht viel verändert hat. Das Medizinstudium war ein einziger Kampf. Daran hat sich offensichtlich nichts geändert. Der Kampf tobt zwischen jenen, die für das Wohl des Patienten eintreten, und den anderen, denen es vollkommen egal ist. Wenn wenigstens Frieden einkehren würde, sobald man seine Ausbildung abgeschlossen hat, doch weit gefehlt …

Dann gehen die Stellungskämpfe richtig los. Die Patienten, die einen in den Wahnsinn treiben. Die Pharmavertreter, die einem ihren Kram andrehen wollen. Der Bereitschaftsdienst, bei dem man mitunter 48 Stunden arbeitet, ohne zu schlafen. Oder die Praxis, in der man Patienten im Zehnminutentakt abfertigen muss. Dazu die ständige Angst vor Kunstfehlern. Angst, für den Tod eines anderen Menschen die Verantwortung zu tragen.

Ein einziger Kampf, sage ich Ihnen …

Und doch lese ich Jaddos Blog regelmäßig. Nicht aus Masochismus, sondern eben weil ich meine ganze Wut darin wiederfinde. Und weil ich vor fünfunddreißig Jahren keinen Blog hatte. Ich hatte nur meine linierten Hefte und niemanden, der sie lesen wollte. Daher tut es so gut, heute Jaddo zu lesen. Die Wut ist zwar immer noch da, aber nun gibt es auch Menschen, die ihr Ausdruck verleihen und sie mit der Welt teilen – vor allem mit den Betroffenen: den Patienten. Menschen, die beschreiben, woher dieser nur allzu gerechte Zorn kommt. Dieser Zorn, der mir und allen, die in Pflegeberufen arbeiten, sagt: »Es war und ist dein gutes Recht, zornig zu sein.«

Aber natürlich lese ich Jaddo auch, weil sie mich zum Lachen bringt, auch wenn es manchmal eher Galgenhumor ist. Ich finde es toll, dass sie unter all der Wut das Lachen herauskitzelt.

Ein Blog wie dieser ist nicht »nur ein Blog« – vor allem, wenn ein Verlag beschließt, daraus ein Buch zu machen.

Ein Blog ist vor allem eines: ein virtueller Ort der Worte. Ist nicht die Sprache unser wichtigstes Mittel im Umgang mit Patienten? Wir brauchen die Worte, die Erfahrungen, von denen sie berichten, die Gefühle, die sie ausdrücken, die Wahrheit, die nur so ans Licht gelangt. Wir brauchen diesen lebendigen Blick, diesen Humor, diesen Zorn. Die sich beim Lesen unweigerlich einstellen, was schmerzt und guttut zugleich.

Ein Blog wie dieser ist keine Aneinanderreihung ätzender oder cooler Sprüche, sondern ein Sprachrohr der Wahrheit.

Wir brauchen die Wahrheit über die Medizin.

Und Jaddo sagt sie in ihrem Blog. Sie schreibt, ohne zu beschönigen. Sie macht dieses Thema zu ihrer höchst persönlichen Angelegenheit und zeigt uns so, dass dieses Problem uns alle angeht. Sie lädt uns ein, unseren Teil dazu beizutragen. Ihr Blog ist Aufruf und Einladung zugleich: aufzustehen, zu reden, sich nicht alles gefallen zu lassen.

Aufruf? Einladung? Erinnert Sie das nicht an irgendwas?

Ja, man könnte dies auch als »Berufung« bezeichnen. Zumindest sehe ich das so.

Martin Winckler
Arzt und Vorkämpfer für Patientenrechte

Danksagung der Autorin

Ich danke Dominique, mit dem alles anfing.

Meiner Mutter, die mir all das beigebracht hat, was man nicht an der Uni lernt und was mir an schwierigen Tagen in der Praxis hilft.

Meinem Vater, der nicht weiß, dass ich weiß, dass er das Cover meines Buches als Hintergrundbild auf seinem Handy hat, und der mir die Liebe zur französischen Kulturkritik beibrachte – zu Desproges, Brassens, Palace.

Guy Birenbaum, der mir eines Tages schrieb: »Guten Abend. Ich arbeite für den Verlag Fleuve Noir. Wir machen Bücher, die …«

Deborah und Céline.

Martin Winckler und Boulet, die mir das schönste Cover der Welt beschert haben.

Meiner Schwester, das beste Mittel gegen Brechreiz und alles Irre, das die Welt je gesehen hat. Für ihren scharfen Blick und alles andere.

Dem Großen, der mir fehlt.

Meinem Großvater für den Stolz in seinen Augen, wenn er von mir spricht.

Meiner Tante, die zum ersten Mal meine Worte gedruckt hat zu einem so netten Anlass.

Fred und JC für ihre tägliche Unterstützung und ihr ansteckendes Vertrauen.

Antoine für seine Ratschläge, die er mir stets um 3 Uhr morgens erteilt.

Meinen Kommilitonen im ersten Jahr des Medizinstudiums, die für mich im Hörsaal mitgeschrieben haben, die mir auf dem Parkplatz vor der Uni ein Sandwich in die Hand drückten, die mir das erste Jahr erträglich machten.

Laure, die einzige Frau der Welt, die versteht, dass die DNS stärker ist als die RNS und dass Ribosomen blau sind.

Agnes, ohne die die Uni kaum zu ertragen gewesen wäre.

Den Mädels, weil es sie gibt. Und weil sie so tierisch enttäuscht sein werden, mich nicht in der Talkshow zu sehen.

Den Doktoren Karotte und Kirsche für ihr Vertrauen und die Unterstützung bei meinen ersten Schritten als Medizinerin.

Madame Pouteau, die letztes Jahr an einem sauberen Herzinfarkt starb, für das netteste Kompliment, das man mir im Laufe meiner noch jungen Laufbahn als Ärztin je gemacht hat. Stellvertretend für alle Patienten, die mir ihr Vertrauen entgegengebracht und mit mir ein Stück ihres Lebens geteilt haben.

Meinen Bloggerfreunden. Ich habe es achtmal versucht und immer wieder gelöscht. Es hörte sich immer ein bisschen blöd an. Aber sei's drum. Ich sage trotzdem danke. Ganz besonders Marie, die zu Beginn des Projekts sehr hilfreich war. Und Gélule für ihr Freundschaftsangebot.

Meinen Twitter-Freunden, Mediziner und Nichtmediziner, die mir den ärztlichen Alltag versüßen.

Den Lesern meines Blogs natürlich, denn ohne sie gäbe es mich gar nicht. Für alles, was sie zum Gelingen des Werks beigetragen haben. Für Isabelle, die erste und treueste unter ihnen.